31. 3. 89

Dr. med. Renate Collier
Natürliche Ernährung in der modernen Welt,
gesund überleben mit lebendiger Nahrung.

NATÜRLICHE ERNÄHRUNG in der modernen Welt

Dr. med. Renate Collier

Gesund überleben mit lebendiger Nahrung Band II

Impressum:
1982 / 2. Auflage 1986 Verlag Uta Halft
ISBN 3 - 925570 - 04 - 7
Printed in W-Germany

Gesamtherstellung + Vertrieb:
Buch + Offsetdruck, Fotosatz Toni Halft,
Gartenstraße 10, 5202 Hennef 1
Herausgeber: Dr. med. Renate Collier,
Möösgraav 5 · 2280 Archsum/Sylt-Ost

Alle Rechte, einschließlich derjenigen
photomechanischer Wiedergabe und des
auszugsweisen Nachdrucks, vorbehalten.

Das Ei

Das Nahrungsmittel, das uns einen ungefähren Eindruck von Ganzheit vermittelt, ist das Ei. Aus ihm entwickelt sich ein individuelles, selbständiges Lebewesen; folglich sind im Ei alle lebensnotwendigen Substanzen enthalten. In Indien wird das Ei für so „lebendig" gehalten, daß es zu essen verboten ist.

Aber auch die Lebendigkeit des Eies ist nur begrenzt. Je älter ein befruchtetes Ei ist, um so geringere Aussichten bestehen, daß aus ihm ein lebendes Küken schlüpft. Nach 14 Tagen ist die Keimanlage abgestorben, was durch keine Form der Aufbewahrung vermieden werden kann. Für unsere Nahrung sind die frischesten Eier die wertvollsten, weil sie die „lebendigsten" sind. Woran erkennt man das Alter des Eies? Im alternden Ei kommt es zu gasförmiger Zersetzung. Die Gase sammeln sich zu einer immer größer werdenden Luftblase unter der Schale. Wir können sie erkennen, wenn wir das Ei gegen Licht halten: je größer die Luftblase ist, umso mehr wird der zentral liegende Eidotter an die Seite gedrängt. Verdorbene Eier sind im durchscheinenden Licht trübe oder ganz und gar undurchsichtig.

Alter des Eies

Bei längerem Liegen läßt die poröse Eischale das Wasser aus dem Ei verdunsten, so daß der Ei-Inhalt sich verringert und schrumpft. Beim Schütteln schlägt das Innere des Eies gegen die Schale. Frische Eier schwappen nicht, alte schwappen hörbar.

Eine andere Probe: Man lege das Ei ganz und gar in Salzwasser. Ein frisches, keine Luftblase enthaltendes Ei wird auf dem Boden des Gefässes flach liegen bleiben. Hat sich Luft entwickelt, so wird der eine Ei-Pol sich aufrichten. Je höher sich das Ei aufrichtet, umso älter und umso weniger lebendig ist es.

1. Frische Eier liegen am Boden
2. Eier, die ca. 3 Wochen alt sind, stehen auf der Spitze
3. Verdorbene Eier schwimmen.

Beim Älterwerden läßt die Spannung der Dotterhaut nach. Zerschlägt man die Eischale, so findet sich beim frischen Ei ein straffer, kugelförmiger, beim alten jedoch ein abgeflachter Dotter. Bei sehr alten Eiern platzt die Dotterhaut bei der Trennung von Dotter und Eiklar leicht.

Das Ei enthält:

74 % Wasser
14 % Eiweiß
11 % Fett (im Dotter)
Viele Mineralstoffe und Vitamine.

Der Gesamtnährwert wird häufig überschätzt, weil der hohe Wasseranteil nicht berücksichtigt wird.

Ei-Gerichte

In welcher Form sind Eier am besten zu verwenden? Selbstverständlich ist ein frisch gelegtes, ungekochtes Ei am gesündesten. Man kann das rohe Eigelb mit Zitrone und ein wenig Honig schmackhafter machen. Eigelb eignet sich auch in besonderem Maße zur Aufwertung und Geschmacksverbesserung vieler Gerichte (Salate, Kartoffelbrei, Sossen, Gemüsegerichte). Rohes Eiweiß sollte gemieden werden, weil das Avidin des Eiklar das im Vitamin-B-Komplex enthaltene lebenswichtige Biotin bindet und unwirksam macht. Die gelegentliche Anwendung von geschlagenem Eiweiß ist jedoch unbedenklich (S. auch Kapitel „Vitamine").

Das Ei soll nur so lange gekocht werden, bis das Eiweiß gerade fest, das Eigelb aber noch flüssig ist. In kochendem Wasser ist das je nach Dicke des Eies in 4 - 5 Minuten der Fall. Beim Kochen betragen nach 5 Minuten die Temperaturen im Inneren des Eies erst 47°C, nach 10 Minuten 81 - 83°C. Daher besteht bei infizierten Eiern die Gefahr der Infektion des Menschen: Bakterien benötigen zum Absterben höhere Temperaturen. Aus diesem Grunde beachte man Risse in der Eischale; sie weisen auf eine mögliche Infektion des Eies hin.

Leicht bekömmlich ist auch der *Ei-Stich:* Man verrühre Eigelb und Eiweiß in einer Tasse mit etwas Wasser oder Milch, und stelle das Gemisch in ein Gefäß mit kochendem Wasser, bis der Inhalt gerinnt. Diese Masse kann zerschnitten einer Suppe oder Brühe beigegeben werden.

Auch als *Rührei* ist das Ei gut verträglich. Ein mit etwas Wasser verschlagenes Ei wird ohne Fett in die Pfanne gegeben. Unter ständigem Rühren die Masse fest werden lassen. Danach soll das Rührei nicht in der Pfanne bleiben, sondern sofort herausgenommen werden, weil es sonst zu hart wird.

Je fester die Eimasse, umso schwerer verdaulich ist sie. Empfindliche Magen-Darm-Patienten sollen hartgekochte Eier am besten völlig meiden. Ihrer Schwerverdaulichkeit wegen und der damit zusammenhängenden langen Verweildauer im Magen werden harte Eier besonders gern bei Schlankheitskuren gegessen. Sie zögern das Hungergefühl hinaus.

Ebenso unbekömmlich wie ein hartes Ei ist das *Spiegel-* oder *Setzei*.
Ursache dafür ist die gebackene Kruste, welche die Verdauungssäfte nicht aufschließen können.

Aufbewahrung des Eies

Sollen die Eier nicht als natürliche, lebendige Nahrung genossen, sondern verbacken werden, so sind sie - kühl, dunkel und luftig im Kühlschrank oder Keller aufbewahrt -, auch noch nach 4 - 6 Wochen verwendbar. Sollen Eier für noch längere Zeit haltbar gemacht werden, kann man sie in Kalkwasser, Garantol oder in Wasserglas einlegen. Diese Flüssigkeiten vernichten die Bakterien auf der Eierschale und verschließen die Poren luft- und keimdicht.

Zusammenfassung:

Das Ei ist ein leicht bekömmliches und zugleich äußerst gehaltvolles „Lebens"-Mittel, richtige Zubereitung vorausgesetzt.

Nimm **Meide**

1. frisches Ei (bis 3 Tage alt);
2. rohes, geschlagenes Eigelb (evtl. Eiweiß) mit Zitrone und Honig verrührt;
3. weiches Ei (4 - 5 Min.): Eigelb weich, Eiweiß soeben geronnen;
4. Rührei, mit Wasser angerührt, ohne Verwendung von Fett, ständig umrühren, in lockerem Zustand aus der Pfanne nehmen;
5. Eistich (siehe Text).

Dunkel, kühl und luftig aufbewahrt (Kühlschrank oder Keller), sind Eier 4 - 6 Wochen haltbar.

1. altes Ei (älter als 9 Tage),
2. Setzei (erhitztes Fett, feste Kruste);
3. **Hartes Ei (Eigelb und Eiweiß fest)**
4. Rührei, mit Milch oder Sahne angerührt, in erhitztem Fett gebacken und fest geworden;
5. Eier mit Rissen in der Schale;
6. Rohes Eiweiß.

Milch

Die Milch ist, wie das Ei, ein tierisches Nahrungsmittel. Der Grad ihrer Lebendigkeit geht daraus hervor, daß die Grenze ihrer Haltbarkeit bei + 20°C in etwa 20 Stunden erreicht ist.

Bedeutung der Milch für die Ernährung

Milch dient der Nachkommenschaft als leichtverdauliche Nahrung. Sie bedarf nur einer geringfügigen eigenen Verdauungsleistung des Jungen, weil sie durch den Verdauungsapparat des Muttertieres gewissermaßen vorverdaut ist. Die Milch enthält alle lebenswichtigen Stoffe, und zwar in den für die jeweilige Art richtigen Mengenverhältnissen. Für Mensch und Tier ist Milch wegen ihres Kalkreichtums unentbehrlich, da alle übrigen Nahrungsmittel verhältnismäßig kalkarm sind. Allein mit Hilfe der Milch verdoppelt ein Säugling in einem halben Jahr sein Geburtsgewicht. Wir erkennen daraus, wie wichtig sie auch für die Ernährung des erwachsenen Menschen sein kann, besonders wegen der bereits erfolgten Vorverdauung durch das Tier. Milch und alle Milchprodukte nehmen daher in der Ernährung von Gesunden und Kranken einen hervorragenden Platz ein.

Ist süsse oder saure Milch gesünder?

Verdauung süsser und saurer Milch

Die süsse Milch ist die natürlichste und beste Milch und kann von einem gesunden Magen am leichtesten verdaut werden. Die meisten Erwachsenen haben jedoch einen kranken Magen und vertragen nur noch saure Milch, und zwar aus folgendem Grund:

Das Milcheiweiß muß zunächst, wie jedes andere Eiweiß, im Magen bis zu einem gewissen Grad abgebaut werden. Das geschieht mit Hilfe von Salzsäure und Pepsin. Im sauren Milieu des Magens würde aber die Milch in groben Flocken ausgefällt, so daß das Magenferment Pepsin das Milch-Eiweiß nur schlecht aufschließen könnte. Darum bildet der Magen ein zweites wichtiges Ferment, das Labferment, das die Milch feinkörnig ausflockt.

Milchverdauung

Wo im Magen das Labferment fehlt, wird süsse Milch nicht vertragen; solche Menschen ziehen saure Milch oder Joghurt vor. Die Milchsäure-Bakterien fällen, wie das Labferment, die Milch ebenfalls in feinen Flocken aus. Darum sind bei Verdauungsgestörten Sauermilchprodukte gut in der Krankenkost zu verwenden.

Da Milch beim Gerinnen andere Stoffe in sich einschließt, findet sie auch Verwendung in der Ersten Hilfe bei Vergiftungen.

Die beste, und darum die bekömmlichste, ist die aus Rohmilch soeben fest gewordene Sauermilch. In dieser hat sich die Molke noch nicht vom Milcheiweiß getrennt; sie hat sich dabei von der optimal frischen süssen Milch zur optimal frischen sauren Milch verwandelt. An diesem Grenzpunkt ist sie am wertvollsten, am „lebendigsten", und darum ist sie auch am besten verdaulich.

Rohmilch Sauermilch

13

Molkereimilch

Leider geht die „Lebendigkeit" der Milch beim gesetzlich vorgeschriebenen Pasteurisieren verloren. Die Molkereimilch stellt deshalb eine tote, chemisch veränderte Milch dar; ausser der sogenannten „Vorzugsmilch". s.a. Tab. S.15. Sie enthält zwar alle Stoffe der natürlichen Milch, aber in veränderter, standardisierter Zusammensetzung und nicht so, wie sie als Kuhmilch gewonnen wurde.

Molkereimilch enthält:
3,4 % Eiweiß
3,3 % Fett
4,8 % Milchzucker und
reichlich Vitamine und Mineralstoffe.

Beim Einkauf achte man auf die verschiedenen Milchqualitäten:

Name	Herkunft	Behandlung	Fettgehalt
Magermilch	-	pasteurisiert und entfettet	ca. 0,3 %
fettarme Milch	-	pasteurisiert und entfettet	ca. 1,5 %
Trinkmilch	beliebig	pasteurisiert und entfettet	3,0 - 3,5 %
Markenmilch	Tbc-freie Kühe	pasteurisiert und entfettet	mindestens 3,8 %
Kindermilch	TBc-freie Kühe	pasteurisiert, entfettet und homogenisiert	mindestens 3,5 %
Vorzugsmilch	Tbc-freie Kühe unter regelmässiger tierärztlicher Aufsicht	keine künstliche Behandlung, nur abgepackt und gekühlt	3,5 - 4,0 %

Da jede Hausfrau die gesetzlich erlaubten Methoden zur Haltbarmachung und Entkeimung der Milch kennen sollte, werden sie hier erklärt:

1. Sterilisierte (pasteurisierte) Milch

Das Sterilisieren der Milch ähnelt dem Einkochen. Es soll die Milch weitgehend keimfrei machen. Da hierbei aber hohe Vitaminverluste eintreten, ist solche Milch als Säuglingsnahrung ungeeignet. Es gibt drei Verfahren:
a) Dauererhitzung (30 Minuten auf 62 - 65 Grad Celsius)
b) Kurzerhitzung (40 Sekunden auf 71 - 74 Grad Celsius)
c) Hocherhitzung (10 Sekunden über 85 Grad Celsius)
Kurzerhitzte Milch ist auch für Kleinkinder zu gebrauchen.

2. Homogenisierte Milch

Homogen bedeutet gleichmäßig. Unter hohem Druck (100 - 300 atü) wird hierbei die Milch durch feinste Düsen gepreßt, so daß die darin enthaltenen Fettkügelchen gleichmäßig fein zerteilt werden und sich nicht mehr als Rahmfett absetzen. Dadurch gewinnt die Milch an Geschmack, sie wird ,,vollmundiger''.

In allerletzter Zeit haben Untersuchungen des US-Forschers, Prof. K.A. OSTER, den Verdacht darauf gelenkt, daß nicht das Cholesterin, sondern die homogenisierte Milch für die Zunahme der Herz- und Gefäßkrankheiten verantwortlich zu machen sei. Denn ein bestimmtes Milch-Enzym (Xanthin-Oxydase) kann infolge der Homogenisierung nicht mehr im Darm verdaut werden. Es gelangt mit den weißen Blutkörperchen, in denen es nachgewiesen wurde, zu den Gefäßwänden und greift diese an. Mit Cholesterin versucht der Organismus nur, die Schäden zu verschließen.

3. Ultrahocherhitzte Milch, H-Milch (Haltbare Milch)

Die Milch wird hierbei in einer Sekunde schockartig durch eingeleiteten Dampf auf circa 150 Grad erhitzt und anschließend auf 80 Grad abgekühlt. Der Nährwert wird dabei weitgehend geschont, die Milch kommt nicht mit Luft in Berührung. Sie ist außerhalb des Kühlschrankes etwa einen Monat haltbar, weil sie keine vermehrungsfähigen Keime mehr enthält.

Für die Methode der schockartigen Überhitzung sind drei Verfahren bekannt:
a) „Uperisation" (Ultrapasteurisierung) in der Schweiz
b) „Palarisation" in Dänemark
c) „Storck-Sterideal" in Holland.

4. Kondensierte (evaporierte) Milch

Evaporieren heißt verdampfen, verdunsten. Dabei verliert die Milch in Unterdruckkesseln 75 - 80 % ihres Wassergehaltes und enthält 7,5 - 10 % Fett. Zur besseren Haltbarkeit wird Zucker zugesetzt. Es gibt auch entrahmte Kondensmilch.

5. Magermilch

Beim Entrahmen werden der Milch nur Fette und fettlösliche Vitamine entzogen. Außer Eisen enthält sie alle Mineralstoffe und das wertvolle Milcheiweiß.

6. Buttermilch

Diese saure oder nachträglich gesäuerte Milch entsteht bei der Verbutterung von Sahne. Sie enthält 1 % Fett.

In welcher Form führen wir uns Milch am besten zu? Da sie aus Eiweiß, Fetten und Kohlehydraten zusammengesetzt ist, kann sie nicht einfach als Getränk bezeichnet werden. Sie soll nicht getrunken, sondern muß wie jedes andere Nahrungsmittel *gegessen* und dabei gut eingespeichelt werden. Es gibt noch natürlich empfindende Menschen, die die Milch von sich aus nicht trinken, sondern sie schluckweise wie Suppe mit dem Löffel essen. So sollten auch wir uns zu disziplinierten Milch-*„Essern"* erziehen. Besonders Kindern fällt es schwer, Milch zu „kauen" und einzuspeicheln. Es empfiehlt sich, zur Milch etwas Festes zu essen, z.B. Obst oder Brot. Kinder können sie auch mit dem Strohhalm trinken; dabei wird gleichzeitig Speichel in den Mund gesogen und die Milch mit den Speichelfermenten vermischt.

Chemische Veränderungen der Milch

Auch Milch kann „altern" und ihren lebendigen und ganzheitlichen Charakter verlieren. Durch die Einwirkung von Luft und ultravioletter Einstrahlung werden die feinen mikro-elektrischen Felder, in denen die Milchmoleküle bei frisch gemolkener Milch wie in einem Raumgitter liegen, zerstört. Gerade wegen dieser elektrischen Verhältnisse ist die frische rohe Milch ganz besonders gut verdaulich. Schon allein durch Stehen verliert die Milch ihre besondere Qualität als Frischmilch; u.a. finden durch Bakterien zunehmend Zersetzungsprozesse statt. Milch ist nämlich auch für Bakterien ein hervorragendes Nähr-Substrat, in dem sie sich stark vermehren und dabei die Säuerung der Milch bewirken.

Dieser Vorgang bedeutet eine erneute Belebung der Milch; die saure Milch ist dann wieder eine „lebendige" Milch geworden.

Saure Milch Joghurt Kefir

Das gleiche geschieht bei der Joghurt- und Kefirzubereitung. Auch diese sind, ebenso wie die Buttermilch, „lebendige" Nahrungsmittel.

Zur Bereitung von Joghurt kann sowohl „rechtsdrehende" [1] als auch „linksdrehende" Milchsäure verwendet werden. Da aber „linksdrehende" Milchsäure die Darmflora verändert, sollte solcher Joghurt nicht regelmäßig verwendet werden. Für die menschliche Darmflora ist nur die „rechtsdrehende" Milchsäure auf die Dauer unschädlich. Zu empfehlen ist daher Bioghurt oder Sanoghurt der Firma Heirler (Reformhaus), die „rechtsdrehende" Milchsäurebakterien zur Herstellung von Joghurt verwendet.

---

1) Diese Bezeichnungen stammen aus einer Untersuchungsmethode mit polarisiertem Licht und weisen auf den unterschiedlichen Bau der organischen Moleküle hin.

Quarkzubereitung

Aus saurer Milch wird das leichtverdauliche Milcheiweiß in Form von Quark (auch Topfen genannt) gewonnen. Wer Gelegenheit hat, stallfrische rohe Milch zu erhalten, sollte Quark selbst zubereiten. Das ist sehr einfach:
Man lasse Milch sauer werden und schöpfe am ersten Tag die Sahne ab, damit sich keine Schimmelpilze entwickeln. Bei wärmerer Temperatur ist die Milch nach zwei Tagen sauer. Man lasse sie dann durch ein Tuch laufen, bis die Molke abgetropft ist. Im Tuch bleibt der herrlichste Quark zurück. Den fertigen Quark reichert man nach Bedarf mit Sahne an, die vor dem Sauerwerden abgeschöpft worden ist.

Molke

Die Molke ist ein erfrischendes Getränk, das sämtliche Mineralstoffe der Milch und Milchsäure enthält; diese wertvollen Stoffe sollten möglichst der Nahrung erhalten bleiben. Ein erfrischendes Getränk stellt man auch mit Molke und Rote-Beete-Most oder einem anderen Saft her. Die Molke ist gleichfalls das Ausgangsprodukt für die bekannte Molkur, die in Reformhäusern erhältlich und bei allen Magen- und Darmerkrankungen empfohlen wird.

Trotz seines hohen Gesundheitswertes gibt es zahlreiche Menschen, die Quark nicht vertragen. Das hat seinen Grund in den Erkrankungen der Leber und Gallenblase. Quark wie auch Milch neutralisieren durch die alkalische, kalziumreiche Molke die Galle und können infolgedessen zur Entwicklung von Gallensteinen (Kalkurat) führen. Weiter verursachen sie weißen Zungenbelag und

Mundgeruch. Die Zunge wird dadurch zum „Barometer" der Leber.

Eindringlich soll auf die Gefährlichkeit großer Mengen eiskalt genossener Milch aus dem Kühlschrank hingewiesen werden. Sie lähmt durch Vereisung die Nervenzellen der Magenwand, und es wird keine Salzsäure produziert. Salzsäure aber tötet Bakterien, die mit jedem Essen in den Magen gelangen.

Milch aus dem Kühlschrank

Noch ein paar Worte zur *Buttermilch:* Sie erfreut sich besonders bei Wärme größter Beliebtheit wegen ihrer erfrischenden Wirkung. Für Kinder ist die wachstumsfördernde Eigenschaft wohl am wichtigsten. Wie die saure Milch ist sie bei Verdauungsgestörten und bei alten Menschen verträglicher als frische Milch.

Buttermilch

Die Bedeutung der *Magermilch* ist viel zu wenig bekannt. Mit dem Fett fehlen ihr die fettlöslichen Vitamine. Dafür enthält sie reichlich alle übrigen Vitamine und wichtige Faktoren für eine gesunde Zellteilung. An Kindern hat sich experimentell nachweisen lassen, daß Magermilch den gleichen Wert wie Vollmilch besitzt (WENDT).

Magermilch

Milchpulver hat keinen biologischen, nur einen kalorischen Wert und dient hauptsächlich dazu, die Milchschwemme zu kanalisieren.

Milchpulver

Gekochte Milch enthält alle Eigenschaften der pasteurisierten, in Molkereien künstlich resynthetisierten Milch.

Zur Verdeutlichung, um wieviel wertvoller die rohe gegenüber der pasteurisierten Milch ist, sollen zum Schluß die Beobachtungen von Dr. POTTENGER an Katzen angeführt werden.
Seine Ergebnisse:

1. Katzen bleiben bei roher Proteinkost (Eiweißkost aus rohem Fleisch oder aus Rohmilch) gesund. Bei gekochter Proteinkost erkranken sie an degenerativen Zivilisationskrankheiten und sterben früh.

2. Katzen, die einmal durch Kost aus erhitzten Proteinen Schäden erlitten haben, können niemals wieder vollkommene Gesundheit erlangen, selbst wenn sie danach eine sehr genaue Diät aus rohen Proteinen erhalten.

3. Die durch gekochte Proteine hervorgerufene Leberschädigung nimmt ständig zu. Die Galle wird schließlich so toxisch (giftig), daß selbst schädliches Unkraut nicht auf einem Boden wächst, der mit dem Kot einer derart gefütterten Katze gedüngt wurde.

4. Die erste Generation der Nachkommen solcher Katzen ist deutlich anormal; die zweite wird oft tot geboren oder ist krank; eine dritte Generation gibt es kaum noch, da die Katzen unfruchtbar geworden sind.

5. Zur Wiederherstellung der Gesundheit ist es erforderlich, über vier Generationen rohe Nahrung zu verabreichen.

Unterschied von roher und gekochter Milch

Welcher Unterschied besteht denn nun zwischen rohem und gekochtem Milcheiweiß? Er ist bedingt durch die verschiedenen chemischen Eigenschaften beider Eiweiße. Das rohe ist wasserlöslich und kann deswegen gut chemische Reaktionen eingehen; wir bezeichnen das Eiweiß wegen dieser Eigenschaft als hydrophil (wasserliebend). Das gekochte Eiweiß gerinnt jedoch und verliert dabei seine Wasserlöslichkeit. Wir nennen solches Eiweiß hydrophob (wasserabstoßend). Das gekochte, erhitzte und pasteurisierte Milcheiweiß macht darum aus der lebenden eine „tote" Milch, sie ist denaturiert. Eine tote, das heißt nicht mehr reaktionsfähige Substanz aber wirkt auf den lebenden Organismus wie ein Fremdkörper. Je freudiger und rascher unser Körper reagiert - und das ist bei allen jungen Lebewesen der Fall -, umso stärker wird er sich gegen unlebendige Bestandteile wehren. So beobachtete Dr. POTTENGER u.a. die giftige Wirkung von gekochtem Eiweiß besonders auf *j u n g e* Katzen. Obgleich Katzen ausgesprochene Fleischfresser sind, reagieren die Jungen zu einer Zeit, wo die Leber auf **Muttermilch** noch nicht auf **körperfremdes** Eiweiß eingestellt ist, bei gekochtem Fleischangebot mit Krämpfen, so als ob sie ein Gift erhalten hätten.

Eindeutig geht aus diesen Beobachtungen hervor, daß Eiweiß in toter (gekochter) Form ein ausgesprochenes Gift für den lebenden Organismus darstellen kann.

Angesäuerte Milch ist - wie oben beschrieben - verträglicher als süße Milch. Außer der Buttermilch haben sich daher in den letzten Jahren zunehmend weitere Sauermilcharten eingebürgert, wie Joghurt, Kefir, schwedische Langmilch.
Sie werden aber nicht nur leichter verdaut, sondern - durch die Zwischenschaltung von ansäuernden Lebewesen - wird gleichsam aus einer „toten" (pasteurisierten) wieder eine „lebendige" Milch.

Joghurt und *Kefir* können ohne große Schwierigkeiten auch im eigenen Haushalt hergestellt werden. Für die Zubereitung von Joghurt werden verschiedene elektrische Geräte auf dem Markt angeboten. Das Prinzip ist bei allen gleich: die Milch muß vorher aufgekocht werden, damit sie keimfrei ist, was natürlich ihren Wert mindert.

Zubereitung von Joghurt

Jedermann kann sich auf folgende Weise einen äußerst schmackhaften Joghurt selbst zubereiten:

1. Bei Verwendung von Rohmilch:
   1 Liter Milch mit eigens angeschafftem Thermometer auf 38 Grad erwärmen
   Bei Verwendung von pasteurisierter Milch:
   1 Liter Milch zum Kochen bringen und dann auf 38 Grad abkühlen.

2. 1 Teelöffel gekauften oder selbst gefertigten Joghurt in der Milch verquirlen

3. In Gläser füllen (Schraubgläser)

4. Schraubgläser mit Mull bedecken und mit Deckel verschließen

5. In eine warm gepolsterte Kochkiste stellen, Wolldecke oder Kissen herumlegen und gut zudecken, damit wenig Wärme verlorengeht.

6. 24 Stunden stehen lassen

7. Aus der Wärme nehmen und bis zum Gebrauch kühlstellen.

Kefir wird mit Hilfe des Kefirpilzes zubereitet. Der Brauch kommt aus Bulgarien, und man schreibt der reichlichen Verwendung des Kefirs den guten Gesundheitszustand der Bevölkerung zu. Für unseren Gebrauch ist es gut zu wissen, daß leicht gesäuerter Kefir abführt und stark gesäuerter stopft. Die Zubereitung ist einfacher als die des Joghurts.

1. Man braucht dazu ein dicht verschließbares Gefäß von nicht mehr als ¾ Liter Inhalt (Marmeladenglas, Weckglas, Flasche mit breitem Hals), und ein haselnußgroßes Stück Kefirpilz. Diesen bezieht man entweder aus dem Reformhaus oder aus einem Privathaushalt, wo bereits Kefir zubereitet wird.

Zubereitung von Kefir

2. Den Pilz knotet man zweckmäßig in ein Mullläppchen ein.

3. Der Pilz wird dann in das Gefäß gelegt und die stubenwarme oder lau erwärmte Milch darübergegossen, bis nur noch wenig freier Raum unterhalb des Deckels übrig bleibt. Der Kefir ist

nämlich ein Anaerobier (ohne Luft lebend) und arbeitet nur unter Ausschluß von Sauerstoff.

4. Die Milch lasse man 2 - 3 Tage stehen, je nachdem, wie sauer die Kefirmilch sein soll.

5. Der fertige Kefir wird ausgegossen und das Mullbeutelchen herausgenommen.

6. Es wird unter lauwarmen fliessendem Wasser gut abgespült und kann anschließend für die nächste Portion wieder verwendet werden. Nach 8 Tagen sollte das Mulläpchen gewechselt werden.

7. Der Pilz wächst während der Kefirproduktion ständig. Darum muß er nach wenigen Wochen geteilt werden.

8. Wer die Pilze erhalten und weiter vermehren will, versorge sie mit Milch wie die übrigen Pilze. Es genügt ein 14-tägiger Milchwechsel. Diese Milch wird mitsamt den wachsenden Pilzen in einen Plastik-Durchschlag gegossen; dann spült man mit lauwarmem Wasser nach, bis die Pilzkolonien säuberlich übrigbleiben.

Frisch gesäuerte Milch, Joghurt und Kefir - möglichst selbst zubereitet - gehören zusammen mit frischem Obst, Gemüse und Kräutern zur gesündesten, weil ,,lebendigsten'' Nahrung!

Weniger bekannt, aber ebenso wertvoll ist die saure *schwedische Langmilch*.

Sie ist in einigen Reformhäusern größerer Städte erhältlich. Außerordentlich leicht kann man aus ihr neue Langmilch herstellen, indem man etwa ein Drittel von ½ Liter Langmilch mit einem halben Liter roher oder pasteurisierter Milch zusammengießt und gut umrührt. Nach 24 Stunden ist die Langmilch fertig. Es empfiehlt sich, alle 2 - 3 Stunden die Mischung umzurühren, sonst sammelt sich die angesäuerte, fadenziehende Milch am Boden des Gefäßes.

Zubereitung der schwedischen Langmilch

Zusammenfassung

Milch (besonders Muttermilch) ist die natürliche Kost für Neugeborene. Sie erhält die gesunden Eigenschaften durch den natürlichen Gehalt an Eiweiß, Fetten und Kohlehydraten auch für Erwachsene. Daraus leitet sich eine Reihe wichtiger Empfehlungen ab.

Zusammenfassung

Bevorzuge

rohe Milch	vor pasteurisierter Milch
süße Milch (für kranke Mägen - kein Labferment - ungeeignet)	vor saurer Milch
selbstgemachten Quark aus roher Milch	vor Molkereiquark (erhitzt!)
Magerquark (aus eigener Herstellung)	vor Sahnequark (erhitzte Sahne!)
Sano- und Bioghurt (rechtsdrehende Milchsäure fördert Darmflora)	vor Joghurt (linksdrehende Milchsäure schädigt Darmflora)

Meide Milch aus dem Kühlschrank!

Buttermilch ist wichtig für das Wachstum der Kinder.

Magermilch hat den gleichen Wert wie Vollmilch, sie ist nur weniger fett.

Milchpulver hat keinen biologischen, nur kalorischen Wert.

Vollwertige Milchgetränke, und darum auch für die Krankenkost geeignet, sind folgende Sauermilcharten:

Joghurt
Kefir
schwedische Langmilch.

Die Zubereitung wird im Text beschrieben.

Eiweiss

Die Evolution organischen Lebens wurde erst mit der Entwicklung der Eiweissmoleküle möglich. Ausser Wasserstoff, Kohlenstoff und Sauerstoff, aus denen Kohlenhydrate und Fette bestehen, enthält das Eiweiss als Hauptbestandteil Stickstoff. Die einfachsten Eiweisse nennt man Aminosäuren; von ihnen sind zwanzig besonders wichtig. Aus ihnen baut sich jedes Lebewesen ein individuelles Eiweiss auf, d.h., jeder Mensch besitzt eine eigene Fabrik, in der er nur eine einzige Eiweiss-Sorte fabriziert, sein individuelles Eiweiss, das so einmalig ist wie er selbst. Die Grundbausteine für die arteigenen Eiweissmoleküle vermag er jedoch nicht selbst zu bilden, darum ist er auf die Zufuhr der wichtigsten Aminosäuren durch die Nahrung angewiesen. Der junge Mensch braucht die Aminosäuren zum Aufbau neuer Zellen, der Erwachsene zum Ersatz der verbrauchten. Mit zunehmendem Alter nimmt darum der Bedarf an Eiweiss laufend ab.

Bedeutung der Aminosäuren

Das Eiweiss spielt auch im „inneren Stoffwechsel" eine bedeutungsvolle Rolle. So können Fermente nur in Verbindung mit bestimmten Eiweissen gebildet werden und zur Wirkung gelangen.

Man unterscheidet echte wertvolle Eiweisse, die *alle* lebenswichtigen "essentiellen" Aminosäuren und weniger wichtige, die nur *einige* Aminosäuren enthalten. Zu den ersten gehören Milch, Fleisch, Fisch und Ei. Die weniger wichtigen Eiweißstoffe

„Essentielle" Aminosäuren

sind mit anderen Substanzen gekoppelt, z.B. mit Blattgrün und Blutfarbstoff (Chlorophyll und Hämoglobin), oder mit Phosphor und Kalk im Milcheiweiss (Kasein). Die Gerüstsubstanz der Tiere (Knorpel, Bindegewebe), die Hülsenfrüchte (Linsen, Bohnen, Erbsen) und die Kartoffel enthalten Eiweiss.

Der tägliche Eiweissbedarf des Menschen beträgt etwa 60 - 70 g. Mindestens 30 g sollten hochwertige essentielle Aminosäuren sein. Der Rest kann durch andere Eiweissprodukte gedeckt werden.

Woher beziehen wir das lebensnotwendige Eiweiss? Wir wissen aus der Entwicklungsgeschichte der Lebewesen, dass die Tiere ursprünglich Pflanzenfresser waren, und viele sind es bis heute, wie Pferd, Rind, Schaf und Huhn. Die Pflanzenkost machte eine Höherentwicklung der Tierwelt erst möglich. Demnach befinden sich im tierischen Eiweiss
1. alle Substanzen, die das Tier sich von aussen zugeführt hat, und
2. neue Stoffe, die es selbst aufgebaut hat und die wertvoller als die zugeführten sind, z.B. die Hormone.

Pflanzen- und Fleischfresser

Ein lebendes Tier enthält also alle Stoffe, die ein anderes Tier gut gebrauchen kann. Durch Einverleibung des frisch getöteten Beutetieres erleichtert sich darum ein anderes Tier die Nahrungszufuhr. Die mühsame Arbeit der Nahrungssuche wird ihm auf diese Weise abgenommen. Der Verdauungsapparat braucht die frisch zugeführten

Eiweisse nur noch in grössere Bruchstücke zu spalten und davon das körpereigene aufzubauen. Bei der Pflanzenkost ist die Umwandlung komplizierter. So erklärt sich wegen der leichteren Verdaulichkeit auch die Vorliebe des Menschen für tierisches Eiweiss.

Es ist ein durchgängiges Naturprinzip, dass stärkere Lebewesen sich von schwächeren ernähren, das ist fressen und gefressen werden. So konnten sich die beiden scheinbar widersprüchlichen Ernährungsweisen in der Evolution durchsetzen, denn der tierische Verdauungsapparat ist sowohl auf die tierische als auch auf die pflanzliche Kost eingestellt, aber manche Tierarten haben sich auf die eine „spezialisiert". Der Mensch ist seiner Veranlagung nach auf beide Kostprogramme eingestellt.

Ursprünglich war auch der Mensch ein reiner Pflanzenesser. Erst als mit wachsender Intelligenz die Bewältigung von wilden Tieren möglich war, entwickelte auch er sich zum Fleischesser. Mit dem Fleisch des getöteten Lebewesens wurden gleichzeitig alle typisch tierischen Substanzen gegessen und konnten, in „Frisch-Zellen" vorfabriziert, ohne eigene Aufbauarbeit einverleibt werden. MAERTH, der die Spuren des Kannibalismus verfolgt hat und noch mit den letzten lebenden Kannibalen in Berührung kam und sie erforschte, beschreibt die feierlichen Zeremonien, unter denen heute noch geopferte Tiere verspeist werden und in denen sich Elemente früherer Opfer-

Praktiken beim Menschenfressen finden lassen. Es wird dabei grosser Wert auf die frischen Hormone aus den Drüsen, z.B. des Gehirns, gelegt.

Diese Abschweifung war notwendig, um die Bedeutung des Eiweisses in der menschlichen Ernährung verständlich zu machen. Wenn wir schon von der Notwendigkeit des tierischen Eiweisses in der Kost überzeugt sind, müssen wir wissen, in welcher Form es zuzuführen ist, damit es diesen Wert auch behält.

Zu diesem Thema liegen zahlreiche Veröffentlichungen namhafter Forscher vor, wie z.B. von KOLLATH, der auf die Degenerationsfolgen denaturierten (gekochten) tierischen Eiweisses hinwies.

Unterschied zwischen „lebendem" und „totem" Eiweiss

Als die Vitamine entdeckt wurden, erkannte man erstmalig den Unterschied zwischen „lebendiger" und „toter" Nahrung. Viel später wurden diese Erkenntnisse auf das tierische Eiweiß ausgedehnt. Dabei zeigte es sich, dass auch das Eiweiss unterschiedlich wertvoll ist, je nachdem, ob es roh oder gekocht gegessen wird.

Besonders eindrucksvoll beweisen dies Beobachtungen des Arktis-Forschers STEFANSSON. Er berichtet von der unverwüstlichen Gesundheit der Eskimos durch den Genuss rohen Fleisches (Blut, Leber und Knochenmark von Seehund, Walross und Fisch). Auf einer Studienreise in die Arktis ernährten er und mehrere robuste junge Männer sich nach diesem Vorbild nur von rohem Fleisch: Alle Teilnehmer blieben kräftig und erfreuten sich bester Gesundheit. Erst als sie wieder gekochtes oder gesalzenes Fleisch assen, setzten heftige Verdauungsstörungen und Verstopfung ein. Mehrfache Wiederholungen dieser Versuche erbrachten immer die gleichen Ergebnisse. Ein anderer Arktisforscher, Donald MAC MILLAN, bestätigte die Wirkung der STEFANSSON'schen Diät.

Wie die Eskimos kennen auch die Südsee-Insulaner, die Indianer Nord-Kanadas und die Prärie-Indianer den Wert rohen Fleischgenusses (rohes Blut, Leber, rohe Nebennieren und Fisch).
Die erwähnten Katzen-Versuche von POTTENGER weisen in dieselbe Richtung.

So peinlich auch das Eingeständnis ist, wir können uns nicht um die Erkenntnis herumdrücken, dass denaturiertes Eiweiss - also gekochtes - auf die Dauer ungesund ist. Wie müssen wir uns verhalten, wenn wir die vielen damit verbundenen Schäden, von denen auch LUTZ in seinem Buch „Leben ohne Brot" berichtet, vermeiden wollen?

Zunächst müssen wir uns aller vorhandenen *lebenden* Eiweiss-Quellen bedienen, z.B. der Milch. Aber erst 1 Liter Milch ergibt die erforderliche Mindestmenge von 30 g Eiweiss pro Tag. So ist der zusätzliche Genuss von Milchprodukten, insbesondere des rohen Quarks, unerlässlich.

Stimulierende Wirkung der Eiweißkost

Ohne dass man es weiss, wird Fleisch gern seiner stimulierenden Wirkung wegen gegessen. Sie geht von einer Anregung der Nebennierenrinde aus und führt wie Kaffee und Tee zur Zunahme der Verbrennungsprozesse. Dabei wird ein Kraftgefühl vorgetäuscht, das zu stärkerem Eiweissgenuss als erforderlich verführt. Schliesslich werden die Nebennieren, durch den ständig zu hohen Fleischgenuss erschöpft, ihre Produktion einstellen. Das äussert sich u.a. im Nachlassen der körpereigenen Abwehr gegen Infektionen. (s. „Vegetative Ermüdung".)

Die allgemeine Schädlichkeit des gekochten Eiweisses erhöht sich noch, wenn das Fleisch durch Braten, Salzen, Konservieren und Räuchern verändert wird und stellt besonders für den kranken Körper eine grosse Belastung dar. BIELER bezeichnet darum eine solche Nahrung auch als „Un-Nahrung".

Wer aus weltanschaulichen Gründen tierische Nahrungsprodukte ablehnt, braucht deswegen noch keinen Eiweissmangel zu befürchten. Er kann den Eiweissbedarf durch richtige Kombination *pflanzlicher* Produkte während derselben Mahlzeit decken (Weizen, Soja, Vollreis, Buchweizen). (Literaturangaben über „Öko-Diät";)

Chemische Vorgänge im Schlachtfleisch

Ehe wir auf die einzelnen Fleischsorten eingehen, soll die Veränderung der Muskulatur nach dem Schlachten betrachtet werden. Es spielen sich dabei mehrere chemische Prozesse ab:

1. fehlt die Sauerstoffzufuhr,
2. werden die Abfallprodukte aus dem Zellstoffwechsel nicht mehr abtransportiert,
3. bilden die Fermente der Muskeln Milchsäure.

Dadurch quellen die Muskelfasern auf und werden hart und starr, die Totenstarre tritt ein. Fleisch in diesem Zustand schmeckt zäh und trocken. Zum Verzehr lässt man das Fleisch 8 - 14 Tage abhängen. Dabei wirkt die Milchsäure auf das Bindegewebe des Fleisches ein und verwandelt es in Leimstoffe. Das Fleisch wird jetzt zart und mürbe und bekommt einen feinen säuerlichen Geschmack. Bei längerer Milchsäureeinwirkung aber wird das Fleisch weiter zersetzt und ungesund. Doch nicht nur durch die Selbstauflösung (Autolyse), sondern auch durch Bakterieneinwirkung in der Wärme verdirbt das Fleisch. Die Zersetzungsprodukte des Fleisches werden schliesslich lebensgefährlich und können zur Vergiftung führen.

Was ist vor der Zubereitung des Fleisches zu beachten?

1. Beim Kochen verliert Fleisch 50 % seines Gewichtes.
2. Wer eine Fleischbrühe wünscht (die aber nicht zu empfehlen ist!), setze das Fleisch in kaltem Wasser auf. Die Geschmackstoffe gehen dann ins Wasser über.
3. Wer schmackhaftes Fleisch erhalten will, setze es in heissem Wasser auf, dann bildet sich eine feste Gerinnungsschicht, die die Poren des Fleisches verschliesst.

Zubereitung des Fleisches

4. Beim Dämpfen im Dampftopf ist der Gewichts- und Vitaminverlust am geringsten.
5. Beim Braten unter hoher Temperatur verkürzt sich die Garzeit.
6. Vor dem Braten klopfe oder hacke man das Fleisch, damit die bindegewebige Hülle um die Muskelfasern zerreisst und das Fleisch mürbe wird. Bleibt sie erhalten, wird das Fleisch zäh.
7. Man zerschneide das Bindegewebe am Fettrand von Koteletts und Steaks. Sonst wölbt sich das Fleisch.
8. Durch Aufbewahren in Buttermilch, saurer Milch, mit Gewürzen und Kräutern versehen, kann gröberes Fleisch von älteren Tieren mürbe gemacht werden. Da die Fäulnisbakterien in der Säure unwirksam werden, ist das Fleisch darin auch länger (bis zu einer Woche) haltbar.
9. Fische sind mit Zitrone anzusäuern, um das Fischeiweiss zu festigen und den Fischgeruch zu verringern.

Fäulnisvorgänge

Jedes gekochte (denaturierte) Eiweiss hat einen gewichtigen Nachteil: Es geht nämlich in Fäulnis über. Unverdaut gelangt es in den Dickdarm, wo es die Ansiedlung eiweißspaltender Bakterien begünstigt und unterhält. Hier wird es anstelle von Fermenten, wie das rohe Eiweiss, durch Bakterien abgebaut. Da die Darmwand es nicht resorbiert, zersetzt es sich weiter und reizt durch die entstehenden Fäulnisprodukte die Darmschleimhaut (Hämorrhoiden). Diese Produkte gelangen über die Darmzotten auch in die Blutbahn und von dort in die Leber.

Die Leber, als wichtigste und grösste Drüse des menschlichen Körpers, sorgt neben vielen anderen Funktionen auch für den normalen Abbau der Eiweisse. Die Endprodukte des Einweißstoffwechsels scheidet sie mit der Galle aus. Bei zu reichlichem Eiweissangebot aber werden die Leberzellen überanstrengt. Der zu grosse Eiweissgenuss stellt darum eine Gefahr für die Leber dar, der sich nur wenige Menschen richtig bewusst sind. Man schadet sich nicht nur durch eine Unterversorgung mit Eiweiss, sondern ebensosehr durch ein Zuviel an Eiweiss. Das Ergebnis ist die Übersäuerung des Körpers, die Azidose (siehe Säure-Basen-Haushalt). Die Leberfunktion ist qualitativ und quantitativ auf bestimmte, nicht in Fäulnis übergehende Proteine (Eiweisse) eingestellt. Sie vermag auch nur eine einzige und nicht mehrere Eiweissarten gleichzeitig abzubauen. Isst man zwei oder drei oder noch mehr verschiedene Eiweiss-Sorten zur gleichen Mahlzeit (Fleisch, Fisch, Quark, Ei, Milch), dann gibt der Magen Hilfestellung, indem er zuerst *ein* Eiweiss in den Dünndarm gelangen und das zweite später nachfolgen lässt. Diese Funktion fällt bei Verdauungskranken fort, und darum werden die übrigen Eiweisse durch Fäulnisbakterien zersetzt. Es ist begreiflich, dass die Entgiftung dieser Stoffe die Leber ausserordentlich belastet und sie auf die Dauer in ihrer Gesamtfunktion schädigt.

Eiweissabbau in Leber und Magen

Eiweiss-abbau und Niere

Das zweite Ausscheidungsorgan für ein weiteres Abbauprodukt des Eiweißstoffwechsels, die Harnsäure, ist die Niere. Ein hohes Eiweissangebot führt zur Entstehung hoher Harnsäurewerte in Blut, Gelenken und Geweben. Gicht und andere chronische Erkrankungen der Muskulatur und des Skeletts sind die Folge, weil die Niere die anfallende Harnsäure neben anderen beim Verdauungsprozess entstehenden Säuren nicht sofort in ausreichendem Maße ausscheiden kann. Statt dessen lagert der Körper die Säuren im Zwischengerüst des Bindegewebes ab, wo sie durch Herabminderung der Sauerstoffversorgung den Zellstoffwechsel ständig verschlechtern. Reichliche Harnsäurebildner sind z.B. alle Innereien, Wildfleisch und fette Heringe (Matjesheringe).

Mastfett

Bei der Wahl des tierischen Eiweisses muss, wie bei allen Nahrungsmitteln, das Augenmerk in erster Linie auf gesunde Herkunft gerichtet und zweitens die Frage nach seiner „Lebendigkeit" gestellt werden. Ein Tier mit krankem Stoffwechsel (Mast) ist auf jeden Fall abzulehnen. Wir schaden uns mit abgelagerten Stoffwechselgiften des Tieres, die besonders in den Fettdepots der Tiere enthalten sind und beim Kochen freiwerden. Die Mast führt durch Fettproduktion zur Gewichtszunahme. Die Entwicklung von Fettdepots ist nur unter unnatürlichen Lebensbedingungen möglich; sie ist bei Tier und Mensch stets ein pathologisches Zeichen. Fett wird vom Organismus als Speicher nur dann gebildet, wenn dort die vielen sauren Abfallprodukte abgelagert werden sollen, die sonst den Stoffwechsel ersticken würden. Die abgelagerten Säuren warten in diesen Depots, bis sie bei günstiger Gelegenheit allmählich abgebaut und wieder ausgeschieden werden können.

Fettes Schweinefleisch ist daher wegen der Mästung der Tiere von allen Fleischsorten am unbekömmlichsten. Fortschrittliche Schweinehalter versuchen zwar, die Nachteile der Stallhaltung durch biologisch hochwertiges Futter auszugleichen, schon damit die Tiere nicht erkranken. Trotzdem lassen sich die vielen Nachteile gegenüber dem Leben in freier Natur niemals ausgleichen.

Schweinefleisch

Die Erfahrung zeigt, dass gerade der Genuss von Schweinefleisch die Gesundheit beeinträchtigt. Einige Beispiele: Hunderassen, z.B. Boxer, vertragen Schweinefleisch überhaupt nicht; füttert man damit Forellen, geht die Zucht sehr bald zugrunde. Das liegt an bestimmten Stoffen im Schweinefleisch, *Sutoxine* (Histamine) genannt, die möglicherweise zur leichteren Übertragbarkeit von Epidemien (Grippe und Paratyphus) führen. Schweinefleisch aktiviert beim Menschen das Wachstum von Tumoren oder unterstützt zumindest die Entstehung von Entzündungen innerer Organe (Bronchitis, Angina) und der Haut (Pickel, Furunkel, Abszesse). Rheumatische Erkrankungen und manche Allergien beschliessen das „Sündenregister" des Schweinefleisches.

Mast-tiere

Die gleichen Folgen hat auch der Genuss anderer gemästeter Tierarten - Gans, Ente, Aal, Karpfen, Hähnchen -, ebenso der entsprechenden Wurstsorten. Ausserdem vergrössern viele Wurstsorten die Krebsgefahr, weil chemische Mittel zur Haltbarmachung, Geschmacksverbesserung und „Verschönerung" verwendet werden. (Siehe auch Kapitel: „Gift in der Nahrung".)

Schinkenspeck

Eine Ausnahme macht allein die Blutwurst. Sie enthält keine chemischen Konservierungsmittel und muss darum bald gegessen werden. Auch roher Schinken (Katenschinken) und roher Speck sind nicht so schädlich wie das gekochte Fleisch der genannten Tiere, weil die Sutoxine erst während des Kochens freiwerden. Speck wurde früher sogar Kindern wegen seiner Heilwirkung bei verschiedenen Krankheiten verordnet (EVERS).

Sutoxinfreier Schinken vom Rind wird in jedem Feinkostgeschäft als „Neuenahrer Schinken" oder „Bündnerfleisch" angeboten. Garantiert schweinefleischfreie Wurst (Wurst enthält meist bis zu 50 % des schädlichen Schweinefetts) liefert neben anderen:
Metzgerei R. Pfenniger, 7519 Gemmingen/Baden (Preisliste und Bestellkarte anfordern).

Bindegewebe im Fleisch

Das Fleisch *junger Tiere* ist wegen des geringeren Gehaltes an Bindegewebe leichter verdaulich als das von älteren. Bevor die Verdauungssäfte des Magens und der Bauchspeicheldrüse die Muskelfasern erreichen, müssen die umgebenden Bindegewebs- und Fettschichten aufgelöst werden. Deshalb gilt: je älter und fetter Fleisch ist, desto schwerer verdaulich ist es auch. Bindegewebe quillt in der Säurelösung des Magens auf. Eine Rindersehne vergrössert dabei ihr Volumen um das Zwanzigfache. Sehniges altes Fleisch liegt darum schwer im Magen.

Die bekömmlichsten Eiweissträger sind alle weissen Fleischsorten. Zu ihnen rechnet man Fisch, Geflügel und Kalb. Allen gemeinsam ist der geringe Gehalt an Bindegewebe. Das ist auch der Grund, warum Fisch so leicht auseinanderfällt.

Die Kälberwirtschaft im Stall lässt heute sehr zu wünschen übrig. Darum ist Rindfleisch oft dem Kalbfleisch vorzuziehen, wenn über gesunde Haltung und Fütterung der Tiere nichts in Erfahrung zu bringen ist. Am natürlichsten ernährt sich heutzutage noch das Schaf. Lammfleisch gehört darum zu den empfehlenswertesten Fleischsorten (halbgares Lammkotelett).

Die beste Zubereitung des Fleisches ist das Dünsten im eigenen Saft. ,,Lebendes" Fleisch führt man sich in roher Form als Tartar zu. Sogar Magenkranke werden Schabefleisch mit geringem Bindegewebsgehalt und von gesunden jungen Tieren immer gut vertragen (im übrigen sei nochmals auf die Versuche von Dr. POTTENGER verwiesen).

Gegartes Fleisch und alle Bouillon-Arten enthalten Säurelocker für die Salzsäure des Magens, die sich auf kranke Mägen ungünstig auswirken. Wird das Fleisch kalt aufgestellt, werden sie ausgeschaltet. Dann lösen sich diese Stoffe im Kochwasser, das weggeschüttet werden kann. Das bekömmlichste Fleisch ist und bleibt aber rohes oder halbgares Fleisch.

Folgende Tabelle orientiert über die wichtigsten Bestandteile der tierischen Eiweisse:

Eiweissträger	Eiweiss	Fett	Bemerkungen
	%	%	
Mageres Fleisch	18-20	2-5	Innereien (Leber, Lunge, Herz, Nieren) vitaminreich (Vitamin A und D)
Magerfisch (Hecht, Kabeljau, Seelachs)	10-18	0,2-1,5	
Fette Fische (Lachs, Aal, fetter Hering)	10-18	5-25	Fische sind reich an Vitamin A und D
Schweinefleisch	8-21	4-46	beträchtlicher Reichtum an Vitamin B 1

Die Auswahl der Speisen ist eine individuelle Angelegenheit, die nicht zuletzt in psychologischen Faktoren wurzelt. Man lasse daher jeden Menschen seine Kost selbst wählen. Die Beobachtung zeigt, dass ein gesunder Verdauungsapparat zunehmend vegetarische Kost bevorzugt.

Zum Schluß soll einiges Grundsätzliches zur Aufwertung pflanzlicher Eiweisse durch Kombination bestimmter Nahrungsmittel gesagt werden. Wie bereits erwähnt, besteht der Unterschied zwischen den sogenannten „hochwertigen" und „minderwertigen" Eiweissträgern allein darin, dass in ersteren das gesamte Muster der essentiellen (lebensnotwendigen) Aminostoffen enthalten ist und im weniger wertvollen Eiweissträger nur einige Aminosäuren. Die Bezeichnung „wertvoll" ist in diesem Zusammenhang irreführend, denn alle essentiellen Aminosäuren, aus denen die Eiweisse sich zusammensetzen, sind gleichwertig. Würden wir die Nahrungsmittel so kombinieren, dass die darin enthaltenen einzelnen Aminosäuren einander zum erforderlichen Muster ergänzen, so könnten wir uns durch pflanzliche Nahrung ebenso "hochwertig" mit Eiweiss ernähren wie mit tierischer Nahrung.

Aufwertung pflanzlicher Eiweisse

Die hauptsächlichsten Eiweißlieferanten unter den Pflanzen sind, in der Reihenfolge der Wertigkeit:

Sojamehl
Sojabohnen
Nüsse
Hülsenfrüchte (Bohnen, Erbsen, Linsen)
Sesamsamen
Haferflocken
Körnerfrüchte (Getreidesorten)
ungeschälter Reis.

Die Verwertbarkeit der tierischen Eiweisse ist unterschiedlich. Es gelten etwa folgende Prozentzahlen:

Eier 95 %
Milch 82 %
Käse 70 %
Fleisch und Geflügel 67 %

Die Prozentzahlen der pflanzlichen Eiweissträger sind wesentlich geringer:
Annährungswerte von Pflanzeneiweiss:

Vollreis 70 %
Soja 62 %
Getreide 60 %
Acajo-Kerne 58 %
Nüsse, Samenprodukte 58 - 42 %
Hülsenfrüchte 50 %
Erbsen 47 %
Erdnüsse 42 %
Dicke Bohnen 37 %

Daraus folgt, dass mengenmässig *grössere* Portionen pflanzlicher Kost gegessen werden müssen, wenn der Eiweissbedarf in gleicher Weise gedeckt werden soll wie durch tierische Kost. Dafür führen wir uns jedoch mit dieser pflanzlichen Kost genügend Ballaststoffe zu, die für die Ausscheidung durch den Darm von grösster Bedeutung sind und bei tierischer Nahrung zu kurz kommen.

Die Aufwertung der Eiweisse geschieht praktisch bereits in der allgemein üblichen gemischten Kostform, denn die meisten Mahlzeiten sind aus tierischen und pflanzlichen Produkten zusammengesetzt. Auf diese Weise werden die fehlenden Aminosäuren der pflanzlichen Nahrungsmitteln durch tierische ergänzt. Dann ist der Wert der *gesamten* Mahlzeit größer als der Wert der *einzelnen* Nahrungsmittel für sich allein.

Somit kann die Eiweissqualität der Mahlzeit bis zu 50 % gesteigert werden. Diese Komplementärwirkung ist auszunutzen. So sollte man fleischfreie Mahlzeiten durch hochwertige Eiweissträger wie Ei und Milch ergänzen. Genaue Ausführungen sind in der entsprechenden Literatur von Frances MOORE-LAPPÉ nachzulesen (siehe Literatur-Verzeichnis).

Zusammenfassung:
Eiweisse gehören wegen der „essentiellen Aminosäuren" zu den wichtigsten Bausteinen organischen Lebens. Sie sind in tierischer Nahrung (Milch, Fleisch) und in Pflanzen (Kartoffeln, Bohnen, Erbsen usw.) enthalten und müssen dem Körper von aussen zugeführt werden.

Der Bedarf an Aminosäuren ist zu Beginn des Lebens am grössten (beste Nahrung Muttermilch!) und nimmt im Laufe der Jahre langsam ab. Der tägliche Eiweissbedarf beträgt höchstens 60 g, das Mindestmass an tierischem Eiweiss 30 g.

Zuwenig Eiweiss ist genauso schädlich wie zuviel. Zuviel führt zu Überlastung der Leber und Nieren, zur Schädigung des Darmes durch Fäulnisprodukte und zur Übersäuerung des Organismus.

Zu einer Mahlzeit sollte man nur *eine* Eiweißsorte essen, weil die Leber nur ein Eiweiss verdauen kann; andere gleichzeitig angebotene Eiweisse gehen nach ihrer Verdauung in Fäulnis über.

Fleisch junger Tiere ist wegen des geringen Bindegewebsgehaltes leichter verdaulich als das alter Tiere; am bindegewebsärmsten ist Fisch.

Fisch, Kalb, Geflügel, Lamm, Rind, Wild sind (in dieser Reihenfolge) zu bevorzugen. Die beste Zubereitungsart ist leichtes Andünsten im eigenen Saft, roh oder halbgar. Rohe Leber ist besonders gesund.

Kochen von Eiweiss führt zur Gerinnung und damit zur Denaturierung; durch Kochen wasserunlöslich gewordenes Eiweiss baut der Körper nicht durch Fermente, sondern durch Fäulnisbakterien ab.

Meide:
1. Masttiere (Schwein, Gans, Aal, Karpfen, Masthähnchen) wegen unnatürlicher Haltung
2. Fleisch, das alt, fett, gebraten, eingesalzen oder konserviert ist.

3. Schweinefleisch; wegen seines Sutoxingehaltes führt es zu vielen gesundheitlichen Störungen und unterstützt die Infektionsbereitschaft.

Beachte:
Die stimulierende Wirkung der Eiweisse kann durch Erschöpfung der Nebennierenrinde die Abwehrfunktionen des Körpers gegenüber Infektionen gefährden und fördert die degenerativen Erkrankungen.

Fette

Die Fette sind die kalorienreichsten Träger unserer Nahrung. Sie liefern je Gewichtseinheit doppelt soviel Kalorien wie Eiweiss und Kohlenhydrate und werden darum gern für den Energiestoffwechsel verwendet. Viel wichtiger jedoch sind sie wegen ihres Gehaltes an fettlöslichen Vitaminen (Vitamine A,D,E,K).

Zu den Fetten werden auch die *Lipoide* gerechnet, die ausser den Bestandteilen der Fette noch Phosphor und Stickstoff enthalten. Die bekanntesten Lipoide sind Cholesterin und Lecithin.

Hochungesättigte Fettsäuren

Die grösste Bedeutung aber gewinnen die Fette durch ihren Gehalt an *hochungesättigten Fettsäuren*. Durch ihre Vermittlung werden die chemischen Umsetzungen zwischen Zelle und Umgebung und in der Zelle selbst erst möglich. So wie die "essentiellen Aminosäuren" können sie nicht im Körper selbst gebildet, sondern müssen von aussen zugeführt werden.

Für unsere Ernährung sind folgende pflanzlichen und tierischen Fette wichtig:

Pflanzliche Fette und Öle	**Tierische Fette**
Distelöl	Butter
Sonnenblumenöl	Sahne
Leinöl, Sesamöl	roher Speck
Olivenöl	Fischtran

Fortsetzung
Pflanzliche Fette und Öle   **Tierische Fette**
Sojaöl   Talg (Rind, Hammel)
Mohnöl   Gänsefett
Walnuss-, Haselnuss-,
Bucheckern-, Erdnussöl
Maisöl
Reisspeiseöl
Palmöl

Die pflanzlichen Fette und Öle sind Samen und Früchten entzogen. Im Pflanzenreich dienen sie bei der Fortpflanzung als Reserve- und Nährstoffe. Die Art der Gewinnung dieser Fette ist von entscheidender Bedeutung, wenn man ihren hohen Wert für die menschliche Ernährung erhalten will.

Die essentiellen Fettsäuren finden sich nur in kaltgeschlagenen pflanzlichen Ölen und in natürlich belassenen, d.h. unerhitzten tierischen Fetten.

Die wesentlichen Unterschiede zwischen tierischen und pflanzlichen Fetten sind:

Unterschiede von pflanzlichen und tierischen Fetten

1. Pflanzliche Fette haben einen niedrigeren Schmelzpunkt als tierische. Er schwankt zwischen 20 und 50°C. Je niedriger er ist, desto leichter kann der Darm das Fett abbauen und zum Weitertransport in die Zellen aufnehmen.

2. Pflanzliche Fette enthalten *Vitamin E* (ausser Distelöl; diesem muss es erst zugeführt werden). Vitamin E (Tokopherol) hat folgende Bedeutung:

Bedeutung von Vitamin E

a) es hält das Cholesterin in Lösung und schützt darum die Gefässwände vor seiner Ablagerung

b) es sorgt für weitgehende Ausnützung des eingeatmeten Sauerstoffes
c) es setzt den Eiweissbedarf herab und beeinflusst zusammen mit den hochungesättigten Fettsäuren die Zellatmung
d) es schützt die hochungesättigten Fette vor rascher Oxydation und damit vor der Umwandlung in gesättigte Fettsäuren.

Cholesterin
3. Tierische Fette enthalten *Cholesterin,* pflanzliche nicht. Cholesterin erfüllt im Körper wichtige Funktionen, aber es darf nicht in zu hoher Konzentration vorhanden sein, weil es u.a. zur Arterienverkalkung und schweren Störungen des Fettstoffwechsels führt. In der heutigen Zeit kennt jeder ernährungs- und gesundheitsbewusste Mensch die Bedeutung des richtigen Cholesterinspiegels im Blut. Es sollen darum kurz die wichtigsten Faktoren aufgezählt werden, die zu seiner *Erhöhung* führen:
- Reichliche Zufuhr von gesättigten Fetten (vorwiegend tierische)
- Reichlicher Genuss sämtlicher Zuckersorten (auch Fruchtzucker)
- Alkohol-Missbrauch
- Rauchen
- Niedriger Eiweissgehalt der Nahrung
- Stress-Situationen
- Depression

Die *Senkung* des Cholesterinspiegels erfolgt durch:
- Genuss mehrfach ungesättigter Fettsäuren
- Minimale Kohlenhydratzufuhr
- Vermehrter Eiweissgebrauch
- Vitamin-A-Zufuhr

Worin liegt die Bedeutung der gesättigten und der ungesättigten Fettsäuren? Sie ergibt sich aus ihren chemischen Eigenschaften. Unter ungesättigten Fettsäuren versteht man Fettmoleküle, die in ihrem Aufbau eine oder mehrere Doppelbindungen enthalten. Sie verursachen eine gewisse Labilität und damit Reaktionsfreudigkeit der sie enthaltenden Nahrungsmittel. An den Stellen der Doppelbindungen verbinden sie sich gern und leicht mit allen möglichen Stoffen wie Sauerstoff, Wasser, Eiweiss, und vor allem - weil sie selbst Fette sind - mit anderen Fetten und Lipoiden.

Bedeutung der Fettsäuren

Biochemische Stoffwechselvorgänge spielen sich vorwiegend an Grenzflächen und Oberflächen ab. Die hochungesättigten Fette und Lipoide haben nun wegen ihrer Reaktionsfreudigkeit eine ganz besondere Bedeutung als Baumaterial von Grenzflächen; sie erst ermöglichen den Stoffaustausch. Fehlen sie oder werden sie unwirksam gemacht, muss die Zelle zugrundegehen.

Das grösste Zellgift aber, das die Wirkung der Lipoide und essentiellen Fettsäuren auszuschalten vermag, ist die gesättigte Fettsäure. Man versteht darunter ein Fettmolekül, das keine Doppelbindung mehr enthält und darum auch sehr wenig reaktionsfreudig ist. Entgegen seiner sonstigen Trägheit verbindet es sich aber wegen des gleichen fettlöslichen Charakters besonders gern mit hochungesättigten Fettsäuren. Auf diese Weise kann es sämtliche Doppelbindungen der Zellober-

Schädlichkeit gesättigter Fettsäuren

fläche (Membrane) besetzen. Dadurch werden alle Stoffwechselvorgänge innerhalb und ausserhalb der Zelle blockiert. Aber nicht nur dies, der Schaden reicht noch weiter, weil das gesättigte Fett sich mit den Molekülen des Zell-Leibes im Zellinnern verbindet, die aus Fett-Eiweisskoppelungen bestehen. Aus diesen holt sie das Fett heraus, und damit beginnt die Auflösung, der Tod des Zellplasmas und des Zellkerns. Die gesättigten Fette entfalten damit eine geradezu lebensfeindliche Wirkung.

Wegen der abgesättigten Doppelbindungen nennt man Fette mit gesättigten Fettsäuren auch *Neutralfette*. Sie entstehen vor allen Dingen bei der industriellen Härtung der Fette zu Margarine. Je härter ein Fett, desto weniger „lebendig", reaktionsfreudig ist es. In der Natur kommen darum überall dort, wo Leben entsteht und Leben erhalten werden soll, reichlich hochungesättigte Fettsäuren in Fetten und Lipoiden vor.

Beim Erhitzen, bei Lichteinfall und bei der Berührung mit Metallen (Kupfer, Eisen, Mangan, Kobalt, Nickel) entstehen aus den hochungesättigten Fettsäuren ebenfalls Neutralfette; darum sollten die wertvollen Öle und Fette möglichst vor diesen Einflüssen geschützt werden.

Fette und Öle erst nach dem Abkühlen der Speisen auf etwa 60° zufügen!

Die gehärteten Margarinesorten enthalten alle

reichlich Neutralfett und sind darum nur zum Backen oder Braten zu verwenden.

Beim *Braten* entstehen Temperaturen von etwa 175 - 200 Grad Celsius. Wird das Bratfett in der Pfanne nicht oft genug erneuert, verändert sich seine Qualität. Besonders die hochungesättigten Fette neigen wegen ihrer Reaktionsfreudigkeit zur Bildung von polymerisierten Fettsäuren und Glyzeriden. Tierversuche haben ergeben, daß diese polymerisierten Fette Krebs erzeugen können. Es ist daher geboten, das Fett nicht zu lange und zu hoch zu erhitzen und es höchstens zehnmal zu gebrauchen. Die Polymerisierung ist auch an der Dunkelfärbung des Fetts zu erkennen.

Ungehärtete Fette sind hauptsächlich in Reformhäusern zu erhalten (Diäsan, Vitaquell, Vitazell, Eden-Margarine, Becel u.a.)

Becel ist jedoch mit Wasser versetzt (hydriert), was seine chemischen Eigenschaften - und damit seinen Wert - gegenüber unhydrierten Margarineprodukten in gewissem Umfang verringert.

Reform-Margarinen können darum auch von Leber- und Gallenkranken, die sonst kein Fett ausser Butter vertragen, gegessen werden. Die in natürlichen Nahrungsmitteln wie Milch, Butter, Ei enthaltenen Neutralfette sind im Gegensatz zu den künstlich gehärteten Neutralfetten unschädlich, weil sie gut aufeinander abgestimmt in einem natürlichen ganzheitlichen Milieu vorkommen.

Zerstörbarkeit hochungesättigter Fettsäuren

Ein gewisses Problem entsteht beim Gebrauch von hochungesättigten Ölen (Sonnenblumenöl, Distelöl, Olivenöl) dadurch, dass sie rasch auf Sauerstoff und Licht reagieren, wobei sie von der hochungesättigten in die gesättigte Form übergehen. Es empfehlen sich daher kleine Ölbehälter und rascher Verbrauch. Ist dies nicht durchzuführen, dann ist es sinnvoller, ungehärtete Reform-Margarine zu verwenden, obgleich sie nicht so optimal ist wie die reinen Öle. Der einzige Unterschied zwischen beiden liegt im verschieden hohen Schmelzpunkt.

Ranzig werden Fette durch Selbstoxydation bei zu langer Lagerung. Abgesehen vom schlechten Geschmack werden dabei die in ihnen enthaltenen oxydationsempfindlichen Vitamine (A,C,E, B_6) und alle essentiellen Fettsäuren verändert. Ranziges Fett ist darum gesundheitsschädlich.

Fettsucht

Bei der Besprechung der Fette kann die *Fettsucht* nicht unerwähnt bleiben, für Arzt und Patient ein gleich grosses Kreuz. Das Problem entsteht durch die Schwierigkeit des Abbaus der Fettdepots. Schaut man in das von aussen unbeeinflusste Tierreich, findet man dort nur gering ausgebildetes Fettgewebe, weil die Tiere nur so viel Nahrung aufnehmen, wie sie zum Leben brauchen. Nur der Mensch entwickelt eine „Wohlstands"-Gesellschaft! Was Tiere nicht selbst essen können, überlassen sie anderen oder speichern es *ausserhalb* ihres Körpers, nicht *innerhalb*. Ein gesundes Lebewesen wird sich nur eine kleine Fettreserve als Depot in seinem Körper anlegen, und diese ist auch jederzeit abrufbar.

Am ,,Nudeln" der Gänse sehen wir, dass nicht allein vermehrte Fettzufuhr, sondern auch zu reichlich genossene kohlenhydrathaltige Speisen zur Fettbildung führen, also alle Süss- und Teigwaren aus industriell aufbereiteten Nahrungsmitteln. Was der Körper nicht verbrennen kann, wird zunächst in der Leber als Glykogen gespeichert (500 - 550 g), der Rest wird zu Neutralfett aufgebaut und besonders im Bindegewebe des Unterhautfettgewebes gelagert.

Untersucht man einen Fettsüchtigen, so fällt ein gewisser Unterschied zum Gesunden auf. Das Fettpolster des Gesunden ist meist weich und leicht verschiebbar. Der Kranke dagegen hat nicht nur mehr, sondern auch ein qualitativ verändertes Fettgewebe. Es ist von derber Konsistenz und haftet fest und unverschiebbar auf seiner Unterlage. In den meisten Fällen ist die Untersuchung auch schmerzhaft. Wie kommt es zu dieser Schmerzempfindlichkeit?

Fettgewebe bei Fettsüchtigen

Wir haben oben gelernt (Kapitel ,,Säure-Basen-Haushalt"), dass vermehrte Säureproduktion (Azidose) vorübergehend zu vermehrter Säureablagerung in den kollagenen Fasern des Bindegewebes führt. Kollagen oder Leim-Eiweiss ist reichlich im Bindegewebe enthalten, in angesäuerten Flüssigkeiten quillt es stark und schnell. Dadurch wird das Bindegewebe sauer. Eine gewisse Säureerhöhung des Gewebes aber ist gleichbedeutend mit erhöhter Schmerzbereitschaft. Daher klagen Fettsüchtige mehr als andere Menschen über rheumatische Beschwerden bei hinzutretenden Reizen wie Abkühlung, Überarbeitung, Druck und Stress-Situationen.

Biochemie des Fettgewebes

Wird das Fettgewebe biochemisch untersucht, offenbart sich die zerstörerische Wirkung des Neutralfettes. An die Stelle der gesunden Zelle, die reich an Lipoiden und hochungesättigten Fetten ist, tritt die „fettig degenerierte" Zelle, die reich an gesättigten Fettsäuren, an Neutralfett ist. Vermehrung des Fettgewebes ist darum immer ein Warnsignal und zeigt degenerative Körperprozesse an. Die Neutralfette dieser „Depots" führen langsam aber sicher zur Blockierung des gesamten normalen Stoffwechsels, zum Zerfall der Zellen und schliesslich zu ihrer Auflösung. An die Stelle normal arbeitender Zellen treten Fettzellen.

Abbau des Fettgewebes

Nun wird auch verständlich, warum das Fett von Fettsüchtigen so schwer abzubauen ist. Wegen des Reichtums an Neutralfetten reagieren die Fettzellen träge. Es bedarf drastischer Methoden, um den Körper geradezu zum Fettabbau zu zwingen: reichlich körperliche Arbeit bis zum Schweissausbruch oder langanhaltende anstrengende körperliche Arbeit bei gleichzeitiger geringer Kohlenhydratzufuhr oder aber völliges Absetzen jedes kohlenhydrathaltigen Nahrungsmittel. Nur unter diesen Umständen zieht der Körper gleichsam die Notbremse und verbrennt die abgelagerten Fett-„depots" mit Hilfe eines fettmobilisierenden Hormons, das die Hirnanhangdrüse speziell zu diesem Zweck produziert, zu Zucker. Zucker ist nämlich ein notwendiger Bestandteil des Blutes, und sein Fehlen führt zu lebensbedrohlichen Zuständen.

Erfahrungsgemäß eignet sich bei Fettsüchtigen das übliche Programm zum Abnehmen nicht, insbesondere auch nicht das Fasten. Es gibt Patienten, die beim Fasten sogar zunehmen, weil ihre Gewebe Wasser zurückhalten. Beim Fasten liegt die Gefahr in der gleichzeitig erfolgenden Eiweissverbrennung. Eiweiss aber ist zum Aufbau des Körpers wichtig und sollte nicht für den Betriebsstoffwechsel herangezogen werden. Wenn Fettsüchtige fasten wollen, sollten sie das nur unter ärztlicher Aufsicht tun, weil ihnen das zum Fettabbau erforderliche Vitamin B zugeführt werden muss.

Aus alledem ist zu ersehen, daß es sich bei Fettsüchtigen nicht um Varianten des Normalen handelt, sondern um ausgesprochen pathologische Vorgänge. Ein Fettsüchtiger ist ein stoffwechselkranker Mensch und gehört in die Hand des Arztes!

Hier darf eine wichtige, im Zunehmen begriffene Krankheit, der *Diabetes* mellitus, nicht übergangen werden. Auch sie entsteht, wie die Fettsucht,

Diabetes mellitus („Zucker"-krankheit)

durch übermässigen Genuss kohlenhydrathaltiger Nahrungsmittel, und darum wird sie auch „Zucker"-Krankheit genannt.

Es besteht eine enge Verbindung zwischen Diabetes mellitus und Fettsucht, und es hat den Anschein, als ob beide Krankheitsbilder nur verschiedene Stadien der gleichen Fettstoffwechselstörung seien. Bekanntlich tritt bei Fettsüchtigen nach gewisser Zeit gehäuft Diabetes auf, und umgekehrt verschwindet er, wenn sich das Gewicht normalisiert hat. Jeder Zuckerkranke weiss, dass zucker- und stärkehaltige Speisen so wenig wie möglich gegessen werden dürfen, wenn der Stoffwechsel weiter funktionieren soll. Fettsucht und Diabetes sind beide ausgesprochene Zivilisationskrankheiten und unterstreichen wieder einmal die Wichtigkeit natürlicher, unveränderter Nahrungsmittel.

Nach dieser Abschweifung sollen noch einige Rezepte empfohlen werden, die uns mit den wichtigen essentiellen Fettsäuren versorgen, z.B. in Form des Müsli nach BUDWIG:

1. Man mische etwa zu gleichen Teilen gekeimten Weizen oder Roggen mit frisch gemahlenen Leinsamen (pro Person etwa 2 Esslöffel).
2. Man bereite eine zweite Mischung aus 100 g Magerquark mit 2 Esslöffeln Milch, 2 - 3 Esslöffeln eines hochungesättigten Öles (Sonnenblumen-, Distel- oder Leinöl) und Honig nach Geschmack (im Mixer).

3. Man verrühre die beiden Mischungen miteinander und füge
4. frische Früchte (je nach Jahreszeit) und
5. Nüsse im Wechsel des Markt-Angebots hinzu.

Dieses Müsli ist schmackhaft und ausserordentlich gesund. Es stellt eine Kombination aller lebenswichtigen, „essentiellen" Nahrungsstoffe dar.

Ein abgewandeltes Müsli ist zu bereiten aus geschrotetem Korn (abends einweichen)
Quark
Öl
Sahne
Nüssen
nach Bedarf gemischt.
} (Nur für Verdauungsgesunde!)

Zusammenfassung:
Fette und Lipoide enthalten pro Gramm doppelt soviel Kalorien wie Kohlenhydrate und Eiweiss.
Wichtigste Bestandteile: hochungesättigte Fettsäuren (vorwiegend in Lipoiden, seltener in Öl und Fett).

Bedeutung:
1. für den Aufbau der Zelle (besonders der Zellhaut) und des Zellkerns,
2. wegen der grossen Reaktionsfreudigkeit (Austausch und Transport der Substanzen im Zellstoffwechsel).

Die Unterschiede zwischen pflanzlichen und tierischen Fetten bestehen im jeweiligen Schmelz-

punkt: je niedriger und je flüssiger (Öl), desto gesünder.
Hochungesättigte Fettsäuren sind wirksam nur in Verbindung mit Vitamin E (Distelöl ist ursprünglich frei von Vitamin E, wird aber seit einigen Jahren damit angereichert).
Bekannteste Lipoide:
1. Cholesterin; sehr wichtig, aber nur in niedriger Dosierung, sonst droht Gefahr degenerativer Erkrankungen, Ablagerung des Überschusses in den Blutgefässen (Arteriosklerose).
2. Lecithin; es kräftigt die Nebennierenrinde und fördert dadurch Verbrennungsprozesse und Abwehrvorgänge („Nervennahrung").

Beachte:
Entwicklung von Fettdepots ist immer ein krankhaftes Zeichen für Zell-Degeneration. Konzentrierte Fett- und Kohlenhydratnahrung ist wegen der Entstehung und Ablagerung von gesättigten Fettsäuren ausserordentlich schädlich.

Meide:
erhitzte und gehärtete Fette, Palmin sowie manche Margarine wegen des Gehalts an gesättigten Fettsäuren. (Palmin nur zum Backen!)

Die wichtigsten der reichlich hochungesättigte Fettsäuren enthaltenden Margarine-Produkte sind zur Zeit: Vitagen, Diäsan, Vitaquell, Vitazell, Becel-Margarine.
Fasten ist bei Fettsüchtigen nur unter ärztlicher Aufsicht angebracht.

Kohlenhydrate

Die Kohlenhydrate werden von den Pflanzen mit Hilfe der Sonnenenergie aus dem Kohlenstoff der Luft und dem Wasser des Bodens gebildet. Sie gehören als wichtigster Bestandteil zum Betriebsstoffwechsel jedes Lebewesens.

Es gibt einfache und zusammengesetzte Kohlenhydrate. Das kleinste und zugleich wichtigste ist der Einfachzucker, der aus einem einzigen Zuckermolekül besteht (Monosaccharid). Zwei Moleküle Einfachzucker können sich unter Wasserabgabe zu einem Molekül Doppelzucker (Disaccharid) und viele Moleküle zu einem Mehrfachzucker (Polysaccharid) zusammenschliessen.

Da man die Namen der verschiedenen Zuckerarten überall antrifft, sollen sie und ihr Vorkommen in der folgenden Tabelle zur allgemeinen Orientierung aufgeführt weren:

Monosaccharide (Einfachzucker)	Vorkommen
Traubenzucker = Glukose	Früchte, Honig
Fruchtzucker = Fruktose	Früchte, Honig
Schleimzucker = Galaktose	Milch, Gemüse

Disaccharide (Doppelzucker)	Vorkommen	Aufbau
Rüben- oder Rohrzucker = Saccharose	Rüben	Saccharose: 1 Molekül Glukose 1 Molekül Fructose
Malzzucker = Maltose	Malzprodukte	Maltose: 2 Moleküle Glukose
Milchzucker = Laktose	Milch	Laktose: 1 Molekül Glukose 1 Molekül Galaktose

Polysaccharide (Mehrfachzucker)	Vorkommen
Stärke	in Pflanzen (Getreide, Reis, Kartoffeln, Gemüse)
Glykogen	im Tier (Leber, Muskulatur, Herz, Niere, Hirn)
Zellulose (Stützgewebe der Pflanzen, durch Bakterien abgebaut)	in Pflanzen (Gemüse, Früchte)

Glukose

Der Einfachzucker Glukose nimmt im Körper aller lebenden Organismen (Einzeller, Pflanzen, Tiere) eine Sonderstellung ein. Mit allen übrigen lebenswichtigen Stoffen teilt er die Eigenschaft, nur in geringen Mengen vorhanden zu sein, gerade so viel wie erforderlich. Der Zucker ist im Körper auch nicht als Nahrungsmittel gedacht, sondern eher in die Kategorie so lebenswichtiger Stoffe wie Enzyme, Hormone und Sauerstoff einzureihen. Aus diesem Grunde enthält der menschliche Körper an Zuckerreserven gerade soviel, daß er damit etwa eineinhalb Tage lang leben kann. Diese Zucker-,,Reserve" besteht aus dem Einfachzucker *Glukose* (Traubenzucker) im Blut („Blutzucker") und dem Vielfachzucker *Glykogen,* das in Leber und Muskulatur gespeichert wird. Wir erkennen daran, wie notwendig die rasche Auffüllung dieser Reserven ist; darum dienen sehr viele chemische Prozesse unseres Körpers dieser Aufgabe.

Glykogen

So wichtig es ist, dass immer wieder Zucker als Brennstoff zur Verfügung steht, so wichtig ist es aber auch, dass *nicht zu viel* geliefert wird. Jeder Benzintank fasst nur eine bestimmte Menge, sonst läuft er über. Gegen das „Überlaufen" des Zuckers sucht der Körper sich durch Fettproduktion zu schützen. Die Fettbildung ist also ein Weg, überschüssiges Brennmaterial doch noch irgendwie „auf Stapel zu legen", um im allergrössten Notfalle und auf komplizierten Wegen daraus Glukose als Energie zurückzugewinnen.

Der schwierige Mechanismus des kombinierten Zucker-Fett-Stoffwechsels soll hier nicht aufgerollt werden. Es sei nur darauf hingewiesen, dass der menschliche Körper in erster Linie „Menschenfett" und nicht „Mastfett" produzieren möchte und dass das „originale" Menschenfett eine Anzahl hochungesättigter Fettsäuren ent-

Zucker-Fett-stoffwechsel

hält, die es leicht reagibel machen, im Gegensatz zu den schwer abzubauenden gesättigten Neutralfetten. So ist u.a. auch hierfür die Zufuhr hochungesättigter Fette und Öle von lebenswichtiger Bedeutung. Fehlen sie, entwickelt sich, bei gleichzeitigem Überangebot von Kohlenhydraten, Mastfett, und damit wird die Sklerosierung eingeleitet mit all ihren Folgen (Arteriosklerose, Herzinfarkt, Degenerationserkrankungen verschiedener Art usw.).

Wir erkennen gerade an diesem Punkt die Verantwortlichkeit des Menschen in der Ernährung: er dürfte sich nur so viel zucker- und stärkehaltige Nahrungsmittel zuführen, wie er gerade braucht - und nicht mehr.

Um diesen Fragenkomplex noch zu vervollständigen, muss erwähnt werden, dass der Zucker (Glukose) für den Betriebsstoffwechsel so wichtig ist, dass der Körper auch in der Lage ist, aus Eiweiss und Fett Glukose für die Verbrennung zu bilden und zur Verfügung zu stellen. Es bedeutet jedoch einen Umweg, der nur für Notfälle gedacht ist, zum Beispiel wenn der Körper durch überreiche kohlenhydrathaltige Kost fettsüchtig und krank geworden ist und jede weitere Zucker- und Kohlenhydratzufuhr gestoppt werden muss. Solche Gewaltakte gehören aber in die Hand eines erfahrenen Arztes! Reine Eiweiss- und Fettkost ohne genügende Ausgleichsstoffe beschwört die Gefahr der Azidose herauf (siehe Kapitel „Fette").

Wer nun glaubt, mit reinem Traubenzucker, wie er z.B. im Honig reichlich vorkommt, den Körper leicht mit „Brennstoff" zu versorgen, irrt. Denn der rasch in die Blutbahn aufgenommene Zucker führt zu einer unnatürlichen Blutzuckererhöhung mit all ihren unangenehmen Begleit- und Folgeerscheinungen (Kapitel „Obst" bei Weintrauben). Darum ist es besser, den Zucker langsam und kontinuierlich dem Körper anzubieten. Das geschieht am zweckmässigsten durch die naturbelassenen Nahrungsmittel, z.B. in den rohen Körnern und Körnerprodukten. Aber nur wer einen gesunden Verdauungsapparat hat - das sind weniger als 10 % -, kann diesen Weg beschreiten. KOLLATH beschreibt diesen Vorgang folgendermaßen: "...dass bei ausreichendem Kauen Stärke, die aus geschrotetem Getreide stammt, längere Zeit im Magen bleibt, ein Sättigungsgefühl herbeiführt, und dass die aufgenommenen Kohlenhydrate langsam in den Darm und von diesem durch Resorption in die Leber gelangen." (Siehe Kapitel „Brot und Breie".)

Blutzucker-Spiegel

Dasselbe gilt für die meisten pflanzlichen Rohprodukte, ausser für Weintrauben und alle anderen stark süss schmeckenden Früchte.

Nach dieser grundlegenden Betrachtung wollen wir uns den kohlenhydrathaltigen Nahrungsmitteln zuwenden. - Die Kultivierung der Wildgräser (zu Weizen, Roggen, Hafer, Gerste, Reis, Hirse, Mais und Grünkern) ermöglichte die Vorratswirtschaft und schuf damit die Voraussetzung für die Entstehung der Kultur.

Getreide

So wie die Milch das wichtigste tierische, ist das Getreide das wichtigste pflanzliche Lebensmittel. Die ganzen Getreidekörner, die das Fortbestehen der Art sichern sollen, enthalten für diese Aufgabe alle lebenswichtigen Stoffe, ebenso wie die Nüsse und manche Früchte, deren Fettgehalt der Ölproduktion dient. Die in ihnen enthaltenen Substanzen sind darum auch für den Menschen lebensnotwendig - aber nur bei den vollständig erhaltenen Körnerprodukten! Sie fehlen, wo die gehaltvollen Schalenteile entfernt worden sind. Ausführlich wird darauf im folgenden Kapitel über das Brot eingegangen.

Das frisch geerntete, noch atmende Korn verliert im Laufe der Zeit seine Keimfähigkeit und damit seine „Lebendigkeit". Im Durchschnitt bleibt sie - gute Lagerung vorausgesetzt - ein Jahr lang erhalten. Während dieser Zeit können auch wir uns das Korn als lebende Nahrung zuführen, indem wir es zum Keimen bringen.

Getreide-Keimkost

Das Keimen aktiviert alle Lebensimpulse, die zum Wachstum der Pflanze führen. Diese „Impulsivität" können wir uns direkt zuführen. Pro Mahlzeit genügen schon zwei Teelöffel frischen gekeimten Korns, so dass auch Verdauungsschwache es essen dürfen. Die Vorbereitung ist denkbar einfach:

Zubereitung der Getreidekeime

Man nehme so viel Korn (Weizen oder ein Weizen-Roggen-Gemisch), dass die Menge für einen Tag genügt, und bedecke die Körner soeben mit Wasser. Die Körner brauchen drei Tage zum Keimen. Jeden Tag erneuere man das Wasser. Morgens werden die Körner gut abgespült und ohne Wasser tagsüber stehengelassen. Am Abend wird erneut Wasser darüber gegossen. Am dritten Tag hat das Korn den Keim und die ersten feinen Würzelchen gebildet. Jetzt kann es auf die verschiedensten Weisen zubereitet und gegessen werden.

Einige Vorschläge:
1. Mit Quark verrührt,
2. auf Butterbrot gestreut,
3. als Beilage zu Müsli (mit Obst und Sahne),
4. als Salatbeigabe,
5. mit Apfelkompott oder gekochtem Obst vermischt.

Der Phantasie sind keine Grenzen gesetzt. Man vermeide, die gekeimten Körner in erhitzte oder heisse, frisch gekochte Speisen zu geben, weil Temperaturen über 56° C die „Lebendigkeit" zerstören. Folgende Zubereitungsweise führt ebenfalls zu einem wertvollen Körnergericht:
Man mahle in einer Getreidemühle Weizen, Roggen oder Gerste (oder ein Gemisch davon), koche die gemahlenen Körner mit reichlich Wasser einmal auf und lasse sie etwa 12 Stunden quellen. Morgens erwärme man diese ausserordentlich gesunde Grütze und mache sie auf verschiedene Weise schmackhaft: mit frischem oder gekochtem Obst, mit Sahne oder Eigelb, mit Weinbeeren und Nüssen vermengt. Ein solches Gericht ersetzt das Frühstücksbrot. Im Handel (Reformhaus) werden auch fertige Getreidemischungen angeboten wie Donath-Sechskorn oder Kruska von Waerland; auch die originalen Kollath-Flocken gehören hierher. Die Gebrauchsanwei-

sungen auf der Packung beachten! Im übrigen siehe Kapitel „Brot", wo auch auf den Unterschied zwischen Kollath-Frühstück und Bircher-Müsli eingegangen wird.

Haferflockensuppe

Eine ausgesprochene Krankenkost, die auch akut Magenkranke gut vertragen, ist folgende Haferflockensuppe:

Zum „Lebendigmachen" schütte man die erforderliche Menge Haferflocken (kernige, nicht Schmelzflocken) in ein Gefäss, das auf einer Asbestplatte steht, und erwärme sie trocken unter leichtem Rühren. Zuerst werden alle Stoffe flüchtig, die sich während der Lagerung im Korn entwickelt haben (kenntlich am scharfen Geruch der aufsteigenden Dünste). Man erwärme so lange, bis der feine angenehme Geruch des frischen Korns aufsteigt. Jetzt erst gebe man kaltes Wasser hinzu, salze mit Meersalz und lasse mindestens eine halbe Stunde bei kleiner Flamme kochen, bis ein dicker Schleim entsteht. Da ein kranker Magen auch die weichgekochten Körner ablehnt, passiere man den Schleim durch ein Sieb (möglichst nicht aus Metall). Dann schmecke man mit Sahne oder Eigelb ab.

Das ergibt eine Suppe von so würzigem Geschmack, daß fast jeder Kranke sie gern ißt.

Müsli aus rohem Getreide

Gewarnt sei besonders im Hinblick auf Kinder und Verdauungsgestörte vor einem Müsli aus rohen Haferflocken oder gar einem Müsli aus rohen Körnern oder aus ganzen Leinsamen. Nur die gekeimten rohen Körner bilden eine Ausnahme: sie stellen wegen der vielen wertvollen Stoffe im Keim eine Kompromisslösung dar. Unsere Verdauungsfermente vermögen nur gekochte Stärke zu verdauen; in die ganzen oder grobgemahlenen rohen Körner können sie wegen des hohen Zellulosegehaltes nicht eindringen. Wer am Morgen ein Müsli wünscht, und wem eine mit

Obst angereicherte Getreidesuppe nicht genügt, verwende als Grundlage für ein Müsli Getreidekörner, die am Abend vorher eingeweicht und morgens einmal aufgekocht worden sind. Man vermeide auch zu zahlreiche Einzelbestandteile und beschränke sich auf so wenige wie möglich, z.B. Körner, Obst, Nüsse (jeweils nur eine Sorte), etwas Honig und Sahne.

Es mag verwundern, dass vor dem rohen Getreidekorn so sehr gewarnt wird. Wer das rohe Korn essen will, sollte es *fein* mahlen oder sehr gut kauen und einspeicheln. Die Aufschliessung der Zellulose im groben Schrotbrei kann aber durch kurzes Aufkochen oder Übergiessen mit heissem Wasser und anschliessendes mehrstündiges Quellen gefördert werden. Dann erst können die Verdauungsfermente ihre Aufgabe erfüllen.

Im Gegensatz zum gekeimten Korn, dessen Enzymsysteme schon bei 56 Grad zerstört werden, ist im harten Korn der Vitalstoffgehalt bis zu 160 Grad beständig, so daß die lebenswichtigen Substanzen für unsere Ernährung erhalten bleiben. Durch Kochen wird das Getreidekorn nur noch leichter verdaulich und nicht geschädigt. Hugo BATT, dessen Beobachtungen im Kapitel „Vegetative Ermüdung" erklärt worden sind, machte dieselbe Beobachtung: „die vegetativ am wenigsten reizende Brotform, die ich kenne, ist WAERLANDS breiförmige Kruska. Sogar Zwieback reizt das vegetative System!"

Die Vorbereitung des gesunden Körnergerichtes durch Kochen - und Kruska muss gekocht werden - ist besonders in unserer überreizten Zivilisationsbevölkerung notwendig. Das volle rohe Korn würde eine zu grosse vegetative Reizung darstellen. Wer sich den Wert des Korns dennoch zuführen will, der esse *so wenig wie möglich.* Die Qualität macht es, nicht die Quantität. Denn für den „von der Natur abgenabelten" zivilisierten Menschen ist eine durch Kochen „vorverdaute" Nahrung weniger reizhaltig als Rohkost. Darum sei nochmals darauf hingewiesen, die Quantität möglichst niedrig zu halten.

Neue Beobachtungen durch van AAKEN („Die schonungslose Therapie") zeigen, dass für den Durchschnittsbürger eine Kost von durchschnittlich 1500 Kalorien (ca. 6000 Joule) völlig ausreichend ist. Es muss darum für das Essen der allgemein gültige Grundsatz aufgestellt werden:
„So wenig wie möglich und so viel wie nötig".
Auf diese Weise entgeht man am ehesten dem überhand nehmenden Kohlenhydratmissbrauch und der heute so gefürchteten Fettsucht.

Zusammenfassung:
Gut bekömmliche, und leicht verdauliche Gerichte lassen sich aus allen Getreideprodukten herstellen. Der dem Korn am meisten verwandte Reis wird in einem Kapitel gesondert besprochen. Alle übrigen Körner wie Buchweizen, Hirse, Grünkern koche man bis zum Weichwerden und kombiniere sie nach Geschmack mit allen gebräuchlichen Gemüsen und Salaten.

Getreideprodukte sind die wichtigsten Kohlenhydratträger. Gekeimter Weizen gehört zu den „lebendigsten" Nahrungsmitteln (2 bis 3 gehäufte Teelöffel pro Person und Tag).

Gekochte Grütze aus Getreidekörnern (einzelne Kornsorten oder gemischt) und Kruska ist bekömmlicher als Brot. Durchpassierte Haferflockensuppe ist als Krankenkost, besonders bei Magenkranken (eventuell mit Eigelb oder Sahne verrührt), zu empfehlen.

Meide:
Müsli aus rohen Körnerprodukten einschliesslich Leinsamen (Zellulosebelastung) bei geschwächter Gesundheit - doch wer ist heute schon als gesund zu bezeichnen?

Zucker

Gefahren des Zuckers

Das heikelste Thema des Ernährungsproblems ist der Zucker. Seinem süssen, dem Gaumen schmeichelnden Geschmack, können auf Dauer nur wenige widerstehen. Wie das Mehl gehört der Zucker zu den Kohlenhydraten. Ausser den Schäden, die alle konzentrierten Nahrungsmittel hervorrufen, birgt der Zucker eine ganz besondere Gefahr: er macht Nahrungsmittel schmackhaft, die unsere Zunge sonst als ungeniessbar ablehnen würde. Durch seinen Gebrauch werden wir darum doppelt beeinträchtigt:
1. durch den Zucker selbst,
2. durch ungesunde Nahrungsmittel, die der Zucker nur „verschönt".

Zuckerverbrauch

Der Zuckerverbrauch hat erst im letzten Jahrhundert stark zugenommen (1967 pro Kopf und Jahr 32 kg; 1850 lag die Pro-Kopf-Produktion bei 3 kg Zucker jährlich).

Zucker ist das unnatürlichste Nahrungsmittel, das es gibt, weil er überhaupt kein Wasser enthält. Leben und Stoffwechsel spielen sich jedoch in wässrigem Milieu ab. Zucker ist absolut unveränderlich und darum unbegrenzt haltbar, er ist wegen des Flüssigkeitsmangels das Unlebendigste, was man sich in der Nahrung zuführen kann.

Alle natürlichen Lebensmittel enthalten eigene Enzyme, die erst die richtigen Voraussetzungen für ihre Verdaulichkeit im gesunden Verdauungsapparat schaffen. Der Zucker aber bringt überhaupt nichts mit, im Gegenteil: *Zucker entzieht dem Körper bei seinem Abbau eine grosse Anzahl lebenswichtiger Stoffe,* insgesamt 60 Hilfsstoffe, darunter viele Vitamine, Enzyme, Mineralien (LINTZEL). In besonderem Maße aber „schluckt" Zucker den „Vitamin-B-Komplex". Zum Vitamin-B-Komplex gehören mehrere Substanzen, die für den ordnungsgemässen Ablauf der verschiedensten Körperfunktionen unentbehrlich sind (siehe Kapitel „Vitamine").

Hoher Zuckergenuss und konzentrierter Kohlenhydratgebrauch über viele Jahre hinweg führen automatisch zu Vitaminmangelerscheinungen. Statistische Untersuchungen (1965) haben ergeben, dass nur bei einem Drittel der Bevölkerung Westdeutschlands der Bedarf an Vitamin B1 und nur bei einem Fünftel der Bedarf an Vitamin B2 gedeckt ist, und zwar in allen Bevölkerungsschichten.

Vitamin B findet sich am reichlichsten in Vollkorn. Im weissen Mehl fehlt es dagegen vollständig. Im Graubrot hängt der Vitamin-B-Gehalt vom Ausmahlungsgrad des Mehles ab. Der gemeinsame Genuss von Graubrot und Zucker erhöht also die schädliche Wirkung der konzentrierten Kohlenhydrate. Die Annahme, Vollkornbrot könnte das im Zucker fehlende Vitamin B ersetzen, ist falsch; denn Zucker macht viele natürliche Lebensmittel, die als Ersatz in Frage kämen, unverträglich, allen voran frisches Obst und Gemüse. Weisser Zucker, in Verbindung mit Kohlenhydraten und Obst, führt in jedem Fall zu Gärung.

Zucker und Zahnfäulnis

Zucker verbindet sich auch gern mit Kalk und schädigt auf diese Weise Knochen und Zähne. Das begünstigt die Entstehung von Gelenkstörungen und Zahnerkrankungen. Die berüchtigte Zahnfäulnis entsteht nicht nur durch die Berührung mit Zucker von aussen, sondern der Zucker fördert den Zahnverfall auch von innen. Wenn schon vorher der schützende Schmelzbelag der Zähne durch zu heisse oder eisgekühlte Speisen (womöglich noch unmittelbar nacheinander genossen!) rissig geworden ist und klebrige Zuckerwaren an diesen Stellen haften bleiben, können säurebildende Bakterien dort eindringen und Zahnfäulnis (Karies) hervorrufen.

Wegen der grossen allgemeinen Bedeutung der Zahnfäulnis als Zivilisationskrankheit sei das Wichtigste über deren Vorbeugung hier eingefügt.

In der Mundhöhle leben, wie im Darm, zahlreiche Bakterien, die zusammen als Mundflora bezeichnet werden. Bestimmte Stämme unter ihnen haben die Eigenschaft, aus Fabrikzucker - Rüben- und Rohrzucker sind ein Doppelzucker - einen Mehrfachzucker als Nahrungsreserve aufzubauen. Da dieser besonders fest an den Zähnen haftet, ermöglicht er auch anderen Mikroorganismen ein Überleben zwischen den Mahlzeiten. Diese Bakterien sind die Urheber der Zahnfäulnis. Das erklärt die Gefährlichkeit gerade des Fabrikzuckers vor anderen Zuckersorten für die Gesundheit der Zähne.

Wie entgeht man am sichersten den Gefahren des Zuckerkonsums? Indem man folgende drei Regeln beachtet: *(Zahnhygiene)*
1. Gelöster Zucker in Getränken und süsse Brotaufstriche sind wie reiner Zucker anzusehen.
2. Nicht allein die Menge des zugeführten Zuckers ist für die Entwicklung der Zahnfäulnis bestimmend, sondern auch die fehlende anschliessende Mundpflege. Häufig kleinere Zuckermengen ohne Zahnreinigung bedeuten ein grösseres Risiko als vereinzelt grössere Mengen mit anschliessender Zahnreinigung.
3. Die sicherste Mundhygiene ist das regelmässige Zähneputzen nach jedem Essen. Wenn keine kohlenhydrathaltigen Bestandteile genossen wurden, genügt auch ein Apfel am Schluss der Mahlzeit. (Nur nach Eiweiss-Mahlzeiten!)

Ein kurzes Wort zur Wahl der richtigen Zahnbürste. Die weit verbreitete Annahme, dass Naturborsten den synthetischen überlegen seien, ist falsch. Im Gegenteil: inmitten jeder Naturborste befindet sich nämlich ein Kanal für Blutgefäße und Nerven, durch die das Leben der Borstenhaare erhalten wird. In diesem Kanal siedeln sich laufend Mundbakterien an und infizieren uns bei jedem Zähneputzen von neuem. Darum ist eine synthetische Zahnbürste vorzuziehen. Die neu entwickelte Zahnbürste Oral B-40, in Apotheken erhältlich, ist allgemein zu empfehlen. *(Zahnbürste)*

Unkontrollierter Genuss von Zucker ist neben der Verwendung denaturierten Weizenmehles die Hauptursache der meisten Zivilisationskrankheiten.

Fruchtzucker

Im Gegensatz zu Fabrikzucker ist *Fruchtzucker* als ein natürlicher Zucker zu bezeichnen. In verdünnter Form kommt er mehr oder weniger in allen Früchten und in einigen Gemüsen vor. Da die Verdauung des Fruchtzuckers nicht vom Insulin abhängig ist, können täglich 30 g Fruchtzucker auch von Diabetikern gut vertragen werden.

Milchzucker

Eine gewisse Bedeutung hat inzwischen *Milchzucker* gewonnen, obgleich er nicht so stark süsst wie die übrigen Zuckerarten. Dafür ist er aber als ausgesprochenes Nährmittel für unsere Bakterienflora zu bezeichnen und übt ausserdem eine anregende Wirkung auf die Darmbewegung (Peristaltik) aus. Er wird aus diesem Grunde Säuglingen und Kleinkindern gern gegen Darmträgheit verordnet.

Traubenzucker

Allgemein gebräuchlich ist seit längerem der künstlich hergestellte *Traubenzucker*. Er hat zwar die gleiche chemische Formel wie der natürliche, ist jedoch ein Nahrungsmittelkonzentrat. Er kann ohne Verdauungsarbeit sofort vom Körper aufgenommen (resorbiert) werden und steht also im Notfall als Energiebrennstoff rasch zur Verfügung. Darum sollte Traubenzucker nur in Notfällen gebraucht werden. Diesem einzigen Vorzug stehen mehrere Nachteile, ja geradezu Gefahren gegenüber. Die grösste Gefahr liegt darin, dass bei unkontrolliertem Genuss der Blutzuckerspiegel zu rasch ansteigt, weil das Blut den Traubenzucker schnell und in grossen Mengen aufnimmt. Die einsetzenden Gegenregulationen senken den Spiegel anschliessend so stark, dass es zu den bekannten Symptomen des Blutzuckermangels (Hypoglykämie) kommt wie Heisshunger, nervöse Reizbarkeit, Angstgefühl, Schweissausbruch, Zittern der Hände und Schwindel. Durch Traubenzucker wird das Wachstum der normalen Darmflora zurückgedrängt, während die krankmachenden Bakterien gut gedeihen. Anstelle von Traubenzucker verwende man darum lieber Milchzucker.

Auch *brauner Zucker* ist nicht vorteilhafter als Fabrikzucker. Genaue Untersuchungen haben ergeben, dass er fast genau so arm an Vitaminen und Mineralstoffen ist wie der Fabrikzucker. — Brauner Zucker

Wie steht es mit dem *Honig?* Kann man ihn wenigstens ohne schlechtes Gewissen essen? Leider ist auch der Honig ein Nahrungsmittelkonzentrat. Er besteht zu 41 % aus Fruchtzucker (der dem Honig die Süssigkeit gibt) und zu 34 % aus Traubenzucker. Insofern haften ihm alle Nachteile eines Nahrungsmittelkonzentrats an. Honig sollte darum auf ein natürliches Maß verdünnt werden. Das ist dann der Fall, wenn er in einem Getränk oder in einer Speise nicht als süsser Bestandteil vorschmeckt. Das gleiche gilt übrigens auch für den Gebrauch von *Sirup.* Den besonderen Wert aber erhält der Honig nicht durch seinen hohen — Honig

— Sirup

Zuckergehalt, sondern durch die in ihm enthaltenen zahlreichen Vitamine und Mineralstoffe (7%). Aus diesem Grunde gehört er zu den Lebensmitteln ersten Ranges, ja, er ist sogar in gewissem Grad als Heilmittel zu bezeichnen.

Honig

Vitamine:	Mineralstoffe:
Vitamin A	Kalium
Vitamin B1 und B2	Kalzium
Vitamin B6	Natrium
Vitamin C	Magnesium
Vitamin H (Biotin)	Eisen, Mangan, Kupfer

Blütenpollen

Man soll jedoch darauf achten, dass es sich um kaltgeschleuderten, naturbelassenen Imkerhonig handelt. Da sie noch zu wenig bekannt sind, soll an dieser Stelle eine Empfehlung für die *Blütenpollen* folgen, die von den Bienen zusammen mit dem Nektar der Blüten gesammelt werden. Die Pollen enthalten Eiweiss, Vitamine und wichtige Aminosäuren; sie werden von den Bienen zu ihrer eigenen Ernährung benötigt. Beim Bezug ist darauf zu achten, dass die Pollen von verschiedenen Pflanzen, nicht nur von einer einzigen Blütenart stammen. Sehr wichtig ist auch die trockene und kühle Lagerung ohne Lichteinwirkung (Kühlschrank).

Der Futtersaft der Bienenkönigin, das berühmte *Gelée Royale,* enthält in hoher Konzentration Spurenelemente, Vitamine, Aminosäuren, Sexualhormone und wichtige Wuchsstoffe. Die Bienenkönigin erreicht durch diese Ernährung ein Alter bis zu sechs Jahren, während eine normale Arbeitsbiene nur etwa sechs Wochen alt wird.

Gelée Royale

Wer an qualifiziertem Honig interessiert ist, kann sich unter anderem an folgende Adressen wenden und Prospekte anfordern:

Imkerei Ruth und Helmut Richter
Postfach 1328
An der Staig 26

7292 Baiersbronn (Schwarzwald)
Telefon 07442 - 2893

Imkerei Gengelein
Kellenbergstrasse 2

7830 Emmendingen
Telefon 07641 - 8358

In den letzten Jahren hat sich ein Fruchtzucker mit der Bezeichnung Laevulose (ein im Polarisationslicht linksdrehender Fruchtzucker) eingebürgert, der sich besonders bei Leber- und Herzstörungen bewährt hat. Man erhält den Zucker in flüssiger und fester Form unter dem Namen *Laevoral* in allen Apotheken und kann ihn wie Honig verwenden.

Laevulose

Abschliessend kann gesagt werden, dass Zucker überall dort ohne Schaden in Maßen genossen werden kann, wo der Bedarf an lebenswichtigen Substanzen sichergestellt ist. Er ist grundsätzlich ein Genussmittel und kein Nahrungsmittel. Ein natürliches „Bedürfnis" nach Zucker gibt es nicht, es sei denn in Hungerzeiten.

Den Wunsch nach Süssigkeiten kann man getrost mit Datteln, Feigen, Rosinen und nicht zuletzt mit

Erlaubte süße Nahrungsmittel

Obst und frischen oder getrockneten Bananen stillen. Letztere eignen sich ausgezeichnet als Auflage zu Butterbroten.

Das Verlangen nach Süssem ist stammesgeschichtlich einmal sinnvoll gewesen. Verlockungen durch das Signal „süss" veranlassten den Frühmenschen, für ausreichende Zufuhr des Energieträgers Glukose zu sorgen.
Heute aber ist diese sinnvolle Einrichtung der Natur, die eine Notwendigkeit mit dem angenehmen Empfinden des Süssen koppelte, sinnlos geworden. Seitdem Natur und Kultur nicht mehr zusammengehen, kann allein die Vernunft Abhilfe schaffen. Wer allerdings infolge des allzu grossen Verlangens nach Süssem schon krankhafte Störungen wie Diabetes und Fettsucht entwickelt hat, findet in den *künstlichen Süßstoffen* einen Ausweg.

Süß-stoffe

Im Handel wurden im Laufe der Zeit Saccharin, Dulcin und Cyclamate angeboten. Sind sie alle unbedenklich? *Dulcin* ist wegen seiner hohen Giftwirkung bereits 1893, also 9 Jahre nach seiner Einführung, verboten worden.

Die *Cyclamate* (Fabrikatnamen: Natreen und Assugrin) zeigen in höheren Konzentrationen als 168 mg pro Tag zellschädigende und krebserzeugende Wirkungen. 168 mg Cyclamat aber entsprechen nur 21 g Zucker, das ist zusammen die Menge von einem gestrichenen Esslöffel und einem gestrichenen Teelöffel Zucker, also recht wenig. In Amerika ist das Cyclamat wegen seiner geringen Toleranzgrenze ganz verboten. In Deutschland sind die Präparate als Zusatz zu Lebensmitteln,"... die dazu bestimmt sind, die Zufuhr von Kohlenhydraten, Fetten oder Eiweißstoffen zu verringern..., zugelassen" (§ 8 Nr. 2 der Verordnung für diätetische Lebensmittel i.d. F. v. 22.12.1965). Zu erwähnen wäre, dass eine mit Cyclamat gesüsste Flüssigkeit nach längerem Stehen einen leicht bitteren Geschmack annimmt.

Der 1879 zuerst entdeckte Süßstoff Saccharin (Fabrikname: Sacchillen, Apotheke) galt bis vor etwa einem Jahrzehnt noch als völlig unschädlich, obgleich es bei einigen Versuchspersonen bei jahrelanger Tagesmenge von 0,3 Gramm zu Verdauungsbeschwerden kam. Neuere Untersuchungen zeigten jedoch störende Einwirkungen des **Saccharins auf gewisse Stoffwechselfunktionen** und gelegentlich auch krebserzeugende Wirkung. Dieser Süßstoff schmeckt nicht so angenehm wie Cyclamat, hat aber die drei- bis fünfhundertfache Süßkraft des weissen Zuckers (Saccharose). **Als ungefährlich ist die tägliche Menge von 300 mg Saccharin zugelassen worden (das entspricht 100 g Fabrikzucker).** Cyclamate und Saccharin zusammen können also nur 121 g Zucker - etwa ein Viertelpfund - pro Tag ersetzen.
Gesunde Personen sollten auf Süßstoff jedoch verzichten.

Zusammenfassung:
Fabrikzucker ist das schädlichste Nahrungsmittel

schlechthin, er ist verantwortlich für die meisten Zivilisationskrankheiten. Seine Schädlichkeit steigert sich durch den gleichzeitigen Genuss von weissem oder grauem Mehl. In kleinen Mengen ist der Genuss von Zucker nur dem Gesunden gestattet, der über alle lebensnotwendigen Nährstoffe verfügt.

Zum Süssen verwende man statt des Fabrikzuckers verdünnten Fruchtzucker (Rademacher), Laevoral-Sirup (Apotheke) und Milchzucker. Letzterer ist zu bevorzugen, weil er günstig auf die Darmflora wirkt und die Darmtätigkeit anregt; er süsst nur wenig.

Traubenzucker nur in Notfällen geben (Beeinflussung des Blutzuckerspiegels)!

Süssigkeitsbedarf mit getrockneten Früchten wie Datteln, Feigen, Bananen oder Rosinen decken - aber in Maßen - d.h. so wenig wie möglich.

Honig ist ein Gemisch von Frucht- und Traubenzucker. Wegen seines hohen Vitamin- und Mineralstoffgehalts ist er als Heilmittel zu bezeichnen. Trotzdem nur in verdünnter Form geniessen!

Brot und Breie

Das *Brot,* ein Kohlenhydrat-Produkt, ist eines der gebräuchlichsten Nahrungsmittel und soll darum gesondert besprochen werden.

Ursprünglich wurde die Körnernahrung in Breiform zubereitet. Auch heute noch leben mehr Menschen von Breien als von Brot. Da Breie von Mal zu Mal zubereitet werden müssen, bedeutet es einen grossen Fortschritt, von der ständigen Herstellung frischer Mahlzeiten unabhängig zu sein; diese Forderung wird durch das lagerungsfähige Brot in geradezu idealer Weise erfüllt. So ist es verständlich, dass es zu einem unserer Hauptnahrungsmittel geworden ist. Das „bequeme" Brotessen, anstelle einer gekochten Mahlzeit, ermöglichte unter anderem die heutige Form des vom Haus getrennten Arbeitsplatzes, weil auf einfache Art und Weise der Hunger während der Arbeit in wenigen Minuten gestillt werden kann.

Ist der uneingeschränkte Brotgenuss tatsächlich ein Vorteil gegenüber der frisch zubereiteten Kost? Sowohl als auch: Es kommt hier neben der Qualität auch auf die Quantität und die damit verbundene Gefahr zu hoher Kohlenhydratzufuhr an.

Mit dem erhöhten Brotbedarf geht die Spezialisierung der Broterzeugnisse Hand in Hand. Besonders in Deutschland gibt es so viele Brotsorten, dass man leicht in Zweifel gerät, welcher der über 200 Sorten man den Vorzug geben soll; jede wird von Bäckern und Brotfabriken als die gesündeste und bekömmlichste angepriesen.

Der Wert des Brotes ist leider nicht im gleichen Verhältnis wie der Konsum gestiegen. Er ist eher gesunken. Durch industrielle Herstellung und Gebrauch moderner Treibmittel hat nicht nur der Geschmack, sondern vor allem auch die Bekömmlichkeit des Brotes gelitten. Die Backeigenschaften der verschiedenen Mehle sind sowohl nach Getreideart als auch innerhalb einer Mehlsorte und Mehltype, je nach Erntejahrgang, Vermahlung, Lagerung und vielen anderen Faktoren verschieden. Diese Qualitätsunterschiede sollen die heutigen Backmittel und Backzutaten ausgleichen, damit die Backwaren immer „geraten". Der früher gebräuchliche Sauerteig, der tagelang auf den Teig einwirkte und ihn backfähig und wohlschmeckend machte, ist in den Hintergrund gedrängt worden, sehr zum Nachteil des Brotes. Darum kann man heute nur wenige Brotsorten mit wirklich gutem Gewissen empfehlen.

Eigenschaften des gesunden Brotes

Bei der Auswahl sind folgende Gesichtspunkte zu beachten:

1. Gesundes Brot darf nicht sauer, es muss süss schmecken.
2. Gesundes Brot darf nicht frisch, es muss „altbacken" sein. Bei frischem Brot, das bis zu 40 % Feuchtigkeit enthält, können die Verdauungsfermente infolge des feuchten Klebers

nicht voll zur Wirkung gelangen. Je feuchter ein Brot, umso schwerer verdaulich ist es. Zu frisches Brot kann Leibschmerzen - bis zu Krämpfen - verursachen. Darum sollte man Brot mindestens 3 Tage lang trocknen lassen. Knäckebrot und Zwieback, die nur wenig (5%) Feuchtigkeit enthalten und infolgedessen sehr quellfähig sind, werden vom Darm gut verdaut und leicht resorbiert.

3. Brot aus fein gemahlenem Korn (Knäckebrot), Grahambrot, Flockenbrot) ist leichter verdaulich als ein aus ganzen oder grob geschroteten Körnern gebackenes Brot (Waerlandbrot, Kuhl'sches Urbrot u.ä.), weil die Stärke in solchen Broten beim Backen nicht gar werden kann, und darum die Verdauungsfermente nicht richtig zur Wirkung kommen können (siehe auch rohe Haferflocken).

4. Roggenbrot ist gesünder als Weizenbrot (sofern richtig hergestellt). Roggenmischbrot wird von empfindlichen Verdauungsorganen besonders gut vertragen.

5. Vollwertig ist nur das Brot aus frisch gemahlenem Korn.

Anmerkungen zur MAYR-KUR

Leser, die sich für die Mayr-Kur interessieren, werden wissen wollen, warum während der Kur so oft und lange altbackene Weissmehlsemmeln verabreicht werden, obwohl weisses Mehl wegen der Entfernung der gehaltvollen Schalenbestandteile als minderwertig bezeichnet werden muss.

Ziel der Behandlung nach Dr. Franz Xaver Mayr ist die Normalisierung des Verdauungsapparats. Der Weg zum Ziel führt über „Schonung" und „Schulung" des Verdauungsapparats. Dafür eignet sich die altbackene Semmel am besten. Das intensive Kauen und Einspeicheln, was die Menschen allgemein verlernt haben, kann mit Hilfe solcher Semmeln am besten wieder erlernt werden. Ein solchermassen vorbereiteter Speisebrei schont dann auch den Darm am meisten. Darüber hinaus ist die Mayr-Kur eine Fastenkur. Der fehlende Nährwert dieser Semmeln ist im Rahmen der Kur ein weiteres Positivum.

Eigene Brotbäckerei

Wegen der schwierigen Auswahl von geeignetem Brot sind viele Hausfrauen dazu übergegangen, selbst Brot zu backen. Dies ist in vieler Hinsicht gesünder und besser, besonders wenn man den Herstellungsprozess von Brotwaren nicht kennt. Doch darf dann kein gelagertes Mehl verwendet werden.

Dem Bedürfnis der Interessenten kommen inzwischen die verschiedensten Institutionen entgegen. Unter anderem bieten Volkshochschulen Backlehrgänge an. Eine besonders gut fundierte und gründliche Ausbildung durch Fernkurse bietet der Schnitzer-Verlag an. Wer sich dafür interessiert, wende sich an

Schnitzer Backlehrgänge

Schnitzer Verlag KG Abtl. Backfernkurse für Hausfrauen und Hobby-Bäcker
Bahnhofstraße 28, 7742 St. Georgen/Schwarzwald

Diesen Backlehrgängen liegen die modernen wissenschaftlichen Forschungen zugrunde. Sie berücksichtigen folgende Erkenntnisse:

a) Das Getreide muss soweit zerkleinert werden, dass es auch verdaut werden kann. Je kleiner die Teilchen des geschroteten Kornes sind, desto grösser ist die Oberfläche und desto besser ist der Zellinhalt bei der Verdauung zu verwerten. Die Zerkleinerung ist besonders beim Weizenkorn wichtig, weil es eine sehr widerstandsfähige Schale besitzt.

b) Der Vitalstoffgehalt des Korns muss vor der Zerstörung durch Luftsauerstoff bewahrt werden. Denn es hat sich herausgestellt, dass mit längerem Lagern die lebendige Wertigkeit des Mehles rasch nachlässt. Unmittelbar nach dem Mahlen ist der Vitalstoffgehalt am grössten, und die Oxydation vollzieht sich am raschesten.

Merke: Das Vollkornmehl ist nach 6 Wochen Lagerung nicht wertvoller als denaturiertes Mehl. Es ist dann nur noch wegen der gröberen Zermahlung für den Verdauungsapparat schwerer zu verarbeiten als weisses Mehl.

Wenn also hochwertiges, gehaltvolles Brot gebacken werden soll, muss das Abbacken unmittelbar nach dem Mahlen des Mehles erfolgen. Das Ergebnis ist ein köstlich schmeckendes Brot. Damit wird die viele Mühe reichlich aufgewogen, die das richtige Brotbacken bereitet. Stolz können Brotselbstversorger auch den günstigen Einfluss auf die Gesundheit aller Familienmitglieder beobachten.

Es gibt inzwischen auch Getreidemühlen der verschiedensten Grössen für den Hausgebrauch. Sie sind unter anderem auch über den Schnitzer-Verlag (Prospekte bei der genannten Adresse) zu beziehen. Eine weitere Adresse sei hier genannt: Firma Immenhof, Orketal, G. Staiger, Orketalstraße, Ederbringhausen, 3546 Vöhl 1, Tel. (0 64 46) 497. Und noch einmal sei wiederholt: Brot aus frisch gemahlenem Mehl ist jedem anderen Brot vorzuziehen.

Schrot-Breie

Beim Backen gehen 17 - 33 % Vitamin B1 und einige Fermente des Korns zugrunde, deren Vitalitätsgrenze bei 42°C liegt. Zahlreiche andere Vitalstoffe widerstehen der Hitzeeinwirkung bis 160°C zwar, weil das Innere des Brotes beim Backen nicht über 95°C erhitzt wird. Um aber für die Ernährung auch die hitzeempfindlichsten Stoffe nutzen zu können, empfehlen sich Brei-Mahlzeiten aus frisch gemahlenem Schrot.
Zubereitung:
Abends Körner in der Schrotmühle mittelfein bis fein mahlen, mit kaltem Wasser zu Brei verrühren und mit einem Tuch zudecken. Morgens den Brei mit Früchten der Jahreszeit und Nüssen vermengen. Mit Milch, Sahne, Kaltpressöl und Honig abschmecken.
Dieser Schrotbrei ist jedoch nichts für „empfindliche Bäuche"! Man versuche zunächst kleine Portionen, beobachte die Wirkung und steigere vorsichtig.

Verträglichkeit gesunder Nahrungsmittel

Wer einen solchen Rohkornbrei nicht verträgt, überprüfe den Speiseplan auf die übrigen Bestandteile. BRUKER, ein eifriger Verfechter gesunder Ernährung, hat Gesetzmässigkeiten herausgefunden, die die Verträglichkeit von gesunden Nahrungsmitteln bedingen. Er beobachtete, dass bestimmte Nahrungsmittel nicht zueinander passen, dass nur solche miteinander harmonieren, die zur gleichen biologischen Wertigkeitsstufe gehören. Die Einteilung entnahm er der von KOLLATH aufgestellten „Ordnung unserer Nahrung". Er unterschied natürliche, mechanisch veränderte, erhitzte, konservierte und präparierte Nahrungsmittel.

Zur leichteren Orientierung diene folgende Aufstellung (nach KOLLATH):

I Natürlich
a) Pflanzliche natürliche Produkte:
Alle Samen wie Nüsse und Getreide-Arten, alle unzerstörten Früchte und Gemüse
b) Tierische natürliche Produkte:
Rohe Eier und rohe Milch
c) Quellwasser

II Mechanisch verändert
a) Pflanzliche Produkte:
Öle, Vollmehl, Schrot und Kleie, Salate, Säfte (naturtrüb)
b) Tierische Produkte:
Milchprodukte wie Sahne, Buttermilch, Magermilch, Butter, Molke
c) Leitungswasser

III Fermentativ verändert
(durch Eigenfermente, Hefen, Bakterien)
a) Pflanzliche Produkte:
Vollkornprodukte wie rohe, gequetschte, geschrotete, gemahlene Breie; Gärsäfte (Moste), Gärgemüse (Sauerkraut, milchsaures Gemüse)

b) Tierische Produkte:
Gärmilch (Sauermilch, Yoghurt, Kefir, Quark, Käse auf Quarkbasis)
c) Gärgetränke (Wein, Bier)

IV Erhitzt
a) Pflanzliche Gerichte:
Breie aus Vollkorn, Gebäck aus Vollkorn (Fladen, Brot), gekochte Gemüse, Früchte und Obst
b) Gekochtes Fleisch, gekochte Milch, Käsearten, erhitzter Quark
c) Tee, Brühe

V Konserviert
a) Auf pflanzlicher Grundlage:
Dauerbackwaren aus Mehl und Zucker, Zwieback, Konfekt, Teigwaren (Nudeln), Konserven, Marmeladen
b) Tierische Nahrungsmittel:
Tierkonserven, Räucherwaren, Milchkonserven (Trockenmilch)
c) Kunstessig, behandelte Weine, Liköre, gechlortes Leitungswasser

VI Präpariert
a) Pflanzliche Produkte:
Fruchtzucker, Zucker, Stärke, künstliche Vitamine, Fermente, Nährsalze, Aromastoffe
b) Tierische Produkte:
Fleischextrakte, künstliche Eiweisse, Fette, Fermente, Hormone, Milchzucker
c) Künstlich aufbereitetes Mineralwasser, Branntwein

BRUKER fand also, dass Nahrungsmittel sich gut vertragen, die zur gleichen Wertigkeitsstufe gehören. Frische Früchte, rohe Gemüse, alle natürlich belassenen Produkte passen zueinander; desgleichen alle gekochten Nahrungsmittel. Hingegen sollen nach BRUKER die verschiedenen Wertigkeitskategorien nicht miteinander gemischt werden; sonst kommt es zu Unverträglichkeiten.

Zusammenpassende Nahrungsmittel

Die Ursache der Unverträglichkeiten dürfte in der unterschiedlichen Verdauungsweise von roher und gekochter Kost liegen, wie im Kapitel über die Verdauungsvorgänge im Darm beschrieben. Eine grosse Rolle scheinen dabei die Darmbakterien zu spielen, die je nach Nahrungsangebot anders zusammengesetzt sind. Dafür spricht, dass z.B. Zucker, den KOLLATH als ,,Präparat" bezeichnet, mit rohem Obst vermischt, Verdauungsbeschwerden auslöst. Es dauert etwa 3 Tage, bis die Wirkung abgeklungen ist und die Bakterienflora sich wieder erholt hat, so dass rohes Obst und rohes Gemüse wieder vertragen werden. Man sollte also die Unverträglichkeit mancher Kost nicht auf ein Nahrungsmittel allein, sondern **u.a. auf die Kombination der einzelnen Nahrungsbestandteile in den Mahlzeiten eines ganzen Tages zurückführen.**

Um Unstimmigkeiten im Darm zu vermeiden, empfiehlt es sich nach BRUKER, möglichst wenig verschiedene Nahrungsmittel zu einer Mahlzeit zu essen; die notwendigen Fermentsysteme und beteiligten Bakterien werden so nicht durcheinander gebracht.

(Die BRUKER'SCHE Trennung nach Wertigkeitsstufen ist indessen nicht identisch mit den Erkenntnissen von HAY (s. Hay'sche Trennkost), der die Nahrungsmittel nach anderen Kategorien trennt oder kombinieren lässt. Hier wird man eventuell durch Experimente herausfinden müssen, welche Auffassung der eigenen Nahrungsmittelverträglichkeit mehr entspricht).

KOLLATH-Frühstück

Um die lebenswichtigen Vitalstoffe des ganzen Korns für die menschliche Ernährung leichter zugänglich zu machen, hat KOLLATH in einem neuartigen Verfahren Weizenflocken entwickelt, in denen durch langsame und geringe Erwärmung die Eigenfermenttätigkeit so herabgesetzt wird, dass die Vitalstoffe für etwa ein Vierteljahr erhalten bleiben. Diese „Kollath-Flocken" müssen nicht, wie der Schrot-Brei oder die Haferflocken beim ursprünglichen „Birchermüsli" (Beschreibung nachfolgend), über Nacht eingeweicht werden, damit die Verdauungsorgane sie gut vertragen. Man kann sie sofort nach dem Übergiessen mit warmem Wasser oder Milch, oder nach Vermischen mit Buttermilch, Dickmilch usw., geniessen. (Im Gegensatz zu HAY'scher Trennkost wird also hier die Mischung von Vollgetreide und Milchprodukten ausdrücklich empfohlen.)

Die „Kollath-Flocken" sind heute weiterum bekannt und im Handel unter dem Namen „Kollath-

Frühstück". Denn sie eignen sich nach KOLLATH besonders gut, um mit ihnen den Tag zu beginnen; entweder einfach durch Vermischen mit der einen oder anderen Milchsorte und eventuell etwas Honig gesüsst, oder in erweiterter Form etwa folgendermassen zubereitet:

2 - 3 EL Kollath-Flocken übergiesse man mit heissem Wasser bzw. Milch oder mit einer Sauermilchart, mische darunter Früchte der Jahreszeit und schmecke mit Sahne, Quark, Zitrone und Honig ab und reichere mit Nüssen (evtl. kaltgeschlagenem Oel) an.

Das ergibt eine Mahlzeit, die gut sättigt und alle lebensnotwendigen Substanzen enthält. Die vorhandenen Ballaststoffe sorgen dabei für regelmässige Entleerung des Darms. Aber auch hier sollte zunächst mit geringen Mengen begonnen werden, damit sich die Verdauung langsam auf diese Vollnahrung einstellt. Immerhin werden die nach KOLLATH vorbehandelten Flocken leichter verdaut als der früher beschriebene Brei aus rohem geschrotetem Korn.

Die erweiterte Form des „Kollath-Frühstücks" kann man auch als ein modernisiertes oder abgewandeltes „Bircher-Müsli" bezeichnen. Da es vielen gesundheitsbewussten Menschen ein Begriff ist, soll darauf eingegangen werden.

BIRCHER Müsli

Der Schweizer Arzt BIRCHER-BENNER griff mit seinem „Müsli" den alten Volksbrauch obstreicher Gegenden auf, kleine Mahlzeiten aus einem Mus aus Getreide, Milch und rohem Obst (evtl. Nüssen) zuzubereiten. In der Schweiz wird „Birchermüsli" zu allen erdenklichen Zeiten serviert und ist stets ein Gemisch aus Getreide-Obst-Milch-Nuss. Die einzelnen Bestandteile können in ihrer Art wechseln, dürfen aber nicht fehlen. Beim Getreide können es Hafer- oder andere Flocken (z.B. Kollathflocken) sein, auch gekeimtes, geschrotetes oder gemixtes Getreide, evtl. mit Hefeflocken angereichert. Das Obst wechselt mit der Jahreszeit. Milch kann durch Sahne, Buttermilch, Joghurt, Kefir oder Quark vertreten sein. Statt gemahlener Nüsse kann man Nussmus/Mandelmus verwenden. Süssen kann man mit Honig, Dattelsirup, Birnendicksaft, Laevoral.

Das Birchermüsli muss immer frisch angerichtet werden, nicht für später Essende im voraus (was in Restaurants nicht immer befolgt wird). Lediglich die Getreideflocken kann man bis zu 12 Stunden vorher einweichen. Lebensmittelhersteller haben inzwischen zahlreiche Varianten von fixfertig vorbereitetem Birchermüsli mit getrockneten Früchten auf den Markt gebracht, teils sogar mit Getreide und Obst aus biologischem Anbau oder Produktionsverfahren. Diesen muss man nur Milch, besser Sahne, zufügen. Doch soll für Interessierte hier zum Abschluss das Grundrezept angegeben werden:

1 EL Haferflocken (keine Schmelzflocken) in 3 EL kaltem Wasser 12 Std. einweichen. Dann 1 EL Zitronensaft, 1 EL gezuckerte Kondensmilch hineinrühren. Gründlich gewaschene Äpfel mit Schale und Gehäuse auf Bircherraffel* in den Brei hineinreiben. Damit Apfelfleisch nicht bräunt, öfter umrühren. 1 EL gemahlene Nüsse oder Mandeln über die Speise streuen und sofort auftischen und verzehren.

Das „Kollath-Frühstück" wirkt besonders günstig

bei chronischen Stoffwechselkrankheiten und Verdauungsbeschwerden. Das „Birchermüsli", da es dank seiner Aromastoffe eine schonende und beruhigende Wirkung hat, dient vor allem der Behandlung allgemeiner Reizzustände. Am besten „verdauungsbekömmlich" für Kranke ist jedoch ein frisch gemahlener, 30 - 40 Minuten gekochter und passierter Getreideschrotbrei.

* Behelfen kann man sich mit einer Reibe für Kartoffelpuffer oder Käsereibe.

Backwerk auf der Basis von Backpulver sollte möglichst ganz gemieden werden. **Backpulver bringt für etwa zwei Wochen die gesunde Bakterienflora des Darms in Unordnung.** Deshalb äusserte Professor Kollath einmal während eines Vortrags sehr drastisch: „Backpulver ist gefährlicher als Schiesspulver".

Backpulver

Backwerk auf der Basis von raffiniertem Zucker sollte ebenfalls weitgehend gemieden werden (siehe dazu das Kapitel über Zucker). Bezüglich des Fettgehalts kommt es auf die Qualität des verwendeten Fettes sowie die Gesamtmenge des Tagesfettverzehrs an.

Und wie verhält es sich mit dem in Verruf geratenen Weissmehl? Seit der Wert des Vollkornmehls wieder stärker in den Vordergrund trat, backt man auch Kuchen, Torten und Gebäck aus frisch gemahlenem Vollkornmehl. Auch in den Schnitzerlehrgängen wird deren Herstellung gelehrt. Doch kann Konsequenz bekanntlich auch

Kuchen

zum Teufel führen. Und so ist zu beachten, dass Vollkornprodukte durch ihren Kleiegehalt für Verdauungsgestörte schwer verdaulich sind und von ihnen gemieden werden sollten. Dagegen ist ein drei Tage alter Hefekuchen auch für „kranke Bäuche" bekömmlich. Immerhin soll noch einmal erwähnt werden, dass beim Kuchenbacken - mit und ohne Treibmittel - 17 - 33 % Vitamin B1 zerstört und dass von den meisten Menschen ohnehin zuviel süsse Speisen verzehrt werden.

Solcher Vorbehalte eingedenk, mag es doch als erlaubt bezeichnet werden, *gelegentlich* Kuchen aus Weissmehl zu essen. Auf sehr einfache Weise lassen sich gesunde und schmackhafte Torten aus Biskuitböden mit einer Sahne-Creme-Füllung (Käse-, Zitronen- oder Schokoladencreme) zubereiten. Zum Gelieren kann sehr gut Agar-Agar oder Gelatine verwandt werden. Wenn man mit Obst - frisch oder gekocht - Biskuittorten belegt, so sollten sie nur morgens gegessen werden. Nachmittags genossen führen sie nachts zu unangenehmen Sensationen im Bauchraum. Nicht die Zugabe der beliebten Schlagsahne ist schuld. Die Verbindung von Obst mit Zucker löst die quälenden Symptome aus.

Was nun die oft reichlich verwendeten Eier in den Kuchen anbelangt und die Meinung, dass man Eiweissprodukte und Stärkeprodukte (siehe Hay'sche Trennkost) nicht mischen sollte, so bleibt doch zu berücksichtigen, dass leicht verdauliches Weissmehl in Verbindung mit relativ leicht verdaulichem gebackenem Eiklar von nicht gestörten Verdauungstrakten, in Maßen genossen, vertragen werden (siehe auch Teigwaren und Omelettes).

Am besten „verdauungsbekömmlich" sind jedoch altes Weissbrot, Keks und Zwieback. Das poröse Gebäck saugt bereitwillig Speichel und die übrigen Verdauungsfermente auf. Darin liegt ihr spezieller Wert für den Darmkranken. Auf der selben Grundlage beruht auch die Verträglichkeit von Knäckebrot. So wird man vielen Kranken vom Verzehr von Kuchen gänzlich abraten müssen.

Vorteile weißen Mehles

Zusammenfassung
Brot gehört zu den Hauptnahrungsmitteln. Vollkornbrot ist an sich gesünder als graues, Misch- oder Weissbrot - sofern das Mehl frisch gemahlen ist - aber schwerer verdaulich wegen der vermehrten Ballaststoffe.

Gesundes Brot muss
1. süss schmecken
2. mindestens 3 Tage alt und trocken sein
3. aus fein durchgemahlenem Mehl gebacken sein.

Selbstgebackenes Brot ist vollwertiger, weil es unmittelbar nach dem Mahlen gebacken werden kann.

Verdauungsgestörte essen am besten altbackenes Weissbrot, Brötchen, Knäckebrot, oder, anstelle der Backwaren, gekochte, durchpassierte Getreidebreie aus frisch gemahlenem Mehl.

Meide:
frisches, feuchtes oder saures Brot,
graues oder Vollkornbrot am Abend.

Bei der Zubereitung von Kuchen und Torte bevorzuge Hefe- und Biskuitgebäck.
Meide Backpulver.

Kartoffeln

Die Kartoffel ist für viele Menschen das wichtigste Nahrungsmittel. Ist das gerechtfertigt? Ja, denn die Kartoffel ist ein wichtiger Kohlenhydrat- und ein noch wichtigerer Vitamin-C-Träger. Bei richtiger Verwendung kann die Kartoffel allein den täglichen Bedarf an Vitamin C decken. An weiteren Vitaminen findet man B1, B2 und Niacin (Nikotinsäure). Ferner enthält die Kartoffel 2 % wertvolles Eiweiss; mit 500 g Kartoffeln und einem Ei kann der tägliche Eiweissbedarf gedeckt werden. Nicht zu vergessen sind die zahlreichen Mineralstoffe. Ausser Calcium, Magnesium, Natrium, Chlor, Phosphor und Schwefel enthält die Kartoffel einen hohen Prozentsatz an Kalium. Sie ist daher unser basenreichstes Nahrungsmittel.

Wert der Kartoffel

Die Kartoffel ist, besonders in Notzeiten, ein billiger und zugleich äusserst wertvoller Bestandteil unserer Nahrung; jedoch sind folgende Punkte zu berücksichtigen, wenn wir den Wert der Kartoffel für eine gesunde Ernährung bewahren wollen.

So ist ein wesentlicher Faktor die Herkunft der Kartoffel. Wir wissen, dass eine gesunde Pflanze nur auf gesundem Boden gedeihen kann. Die Gesundheit des Bodens aber hängt von der biologischen Düngung ab. Heute gibt es schon Bauern, die den Ansprüchen der gesunden Ernährung Rechnung tragen und Kartoffeln aus biologischem Anbau liefern, vor allen voran die Demeter-Höfe. Ihre Adressen erfährt man in jedem Reformhaus,

aus Angeboten in der „Reform-Rundschau" oder anderen biologisch orientierten Zeitschriften. Auf gesundem Boden gezogene Kartoffeln zeichnen sich durch guten Geschmack und gute Haltbarkeit aus. Bei richtiger Einkellerung (trocken, frostfrei, dunkel, kühl bei 3 bis 6°C faulen sie nicht und fangen erst spät zu keimen an. Der Zusatz von chemischen Substanzen ist zu vermeiden.

Eine gesunde Kartoffel ist nach der Ernte - da frisch und gehaltvoll - auch am „lebendigsten". Im Lauf der Monate nimmt der Wert der Kartoffel ständig ab, sie verliert an Stärke und Eiweiss, nur der Vitamin-C-Gehalt bleibt sehr lange erhalten. Die Lebenskraft der Pflanze geht allmählich in den Keim über. Wegen des gefährlichen Solanin-Gehaltes dürfen gekeimte Kartoffeln nicht gegessen werden.

<small>Solanin</small>

In jungen, unreifen Kartoffeln können bis 50 mg Solanin je 100 g Kartoffeln enthalten sein. Die Giftschwelle liegt bei 38 - 45 mg Solanin je 100 g. Daher Vorsicht bei Frühkartoffeln. Solanin entwickelt sich auch bei zu warmer Lagerung und Lichteinwirkung (Grünfärbung).

Aus diesen Gründen empfiehlt es sich, Kartoffeln nur etwa bis Ende Janur/Anfang Februar zu verwenden, bevor die Keimlinge zu wachsen beginnen. Bis zur nächsten Ernte kann die Kartoffel durch Reis oder andere Kohlenhydrate ersetzt werden (Hirse, Buchweizen, Grünkern usw.).

Man unterscheidet die Salatkartoffel von der Speisekartoffel. Über die Unterschiede gibt folgende Tabelle Aufschluß:

Salatkartoffel	Speisekartoffel
- stärkearm - speckig kochend - Schale nach dem Kochen wenig gesprungen - frühe und mittelfrühe Sorten	- stärkereich - mehlig kochend - die rauhe Schale nach dem Kochen stark gesprungen - späte Sorten
für Salate	für Salzkartoffeln und Püree.

Wie soll die Kartoffel zubereitet werden, damit uns auch wirklich ihre vielen Wirkstoffe zugute kommen? Wie bei den meisten Früchten liegen die wirksamen Substanzen - Vitamine und Mineralstoffe - direkt unter der Schale. Da beim Schälen 30 - 40 % dieser Stoffe verlorengehen, ist die Pellkartoffel allen übrigen Zubereitungsarten vorzuziehen. Beim Kochen dehnt sich die Pellkartoffel infolge der Quellung der Stärkekörner erheblich aus. Wer das Platzen der Schale vermeiden will, schneide die Pellkartoffel je nach Grösse ein- bis zweimal durch.

Zubereitung der Kartoffel

Wie hoch die Einbusse bei den verschiedenen Zubereitungsarten ist, zeigt folgende Tabelle:

Zubereitung	Vitamin-C-Verlust	Mineralstoffverlust
Pellkartoffel	70 %	6 %
geschälte gegarte Kartoffel	90 %	10 % (geringer beim Kochen in Salzwasser)
in Aluminiumfolie oder gedämpft	60 %	
	Der Vitamin-C-Gehalt sinkt rasch beim Warmhalten; nach 6 Stunden ist fast nichts mehr vorhanden.	

Kartoffel mit oder ohne Schale

Wann ist die Kartoffel gar? Die richtig gekochte Kartoffel soll weich, aber noch bissfest sein. Wer möglichst alle Wertstoffe erhalten will, mag auch die Kartoffeln mit der Schale essen, das empfiehlt sich jedoch nur bei frischen Kartoffeln. Ist die Schale zu hart geworden, belastet sie den Darm.

Kartoffelbrei

Fast alle Diätvorschriften enthalten den leicht bekömmlichen Kartoffelbrei. Man bereitet ihn am besten aus Pellkartoffeln. Milch und Sahne erhöhen die Qualität dieses Gerichts erheblich, so wie alle Milchprodukte sich überhaupt sehr gut mit Kartoffeln kombinieren lassen. Milchempfindliche Patienten verwenden als Flüssigkeit am besten das Kochwasser oder Gemüsewasser. Majoran, Muskatnuss, Pfeffer oder Liebstöckel sind bewährte, dazu passende Gewürze.

Auch von der *rohen* Kartoffel lassen sich die hervorragenden Inhaltsstoffe auf zweierlei Weise nützen:
1. durch Reiben von 1 - 2 Kartoffeln in fertige Gemüsesuppen
2. durch Einnehmen von 1 - 2 Esslöffeln frisch gepressten Kartoffelsaftes morgens nüchtern (gegen Magenübersäuerung).

Alle Gerichte aus Kartoffeln, die in heissem Fett zubereitet werden (Pommes frites, gebratene rohe oder gekochte Kartoffeln, Kartoffelpuffer) sind schwer verdaulich und bei Leber- und Gallenleiden zu meiden!

Für Aufläufe koche man die Kartoffeln kurz vorher, um Zersetzungsvorgänge möglichst gering zu halten.

Eine weitere schmackhafte Zubereitung: Die gut gewaschene Kartoffel wird halbiert, an den Schnittflächen mit Salz und Kümmel bestreut und im Backofen je nach Grösse 30 - 40 Minuten gebacken.

Trotz des hohen Stärkegehalts (68 - 80 %, je nach Ernte) ist die Kartoffel nicht mit den industriell erzeugten kohlenhydrathaltigen Nahrungsmitteln zu vergleichen. Ihre einzelnen Substanzen sind in eine ganzheitliche Ordnung eingefügt, so wie alle Naturprodukte; darum können wir uns ihrer bei der gesunden Ernährung unbesorgt und reichlich bedienen. Sie macht auch keineswegs dick, wie oft behauptet wird.

Zusammenfassung:
Die Kartoffel ist der wichtigste Basenträger unserer Nahrung; sie versorgt uns bei richtiger Verwendung ausreichend mit Vitamin C. Man verwende möglichst Kartoffeln aus biologischem Anbau.

Kartoffeln sind
- im Herbst, unmittelbar nach der Ernte am wertvollsten und bis zum Keimen verwendbar;
- als Pellkartoffeln (Alu-Folie)
  am gehaltvollsten;
- als Kartoffelbrei oder dicke Kartoffelsuppe eine leicht bekömmliche Krankenkost (im Kochwasser zu Mus verrühren und würzen)
- für Aufläufe
  am besten frisch gekocht und nicht aufgewärmt.

Galle- und Leberkranke meiden:
Kartoffelgerichte in Verbindung mit heissem Fett (Pommes frites, rohe oder gare Bratkartoffeln, Kartoffelpuffer u.ä.).

Reis

Der Reis wächst in tropischen und suptropischen Gegenden und ist das leicht verdaulichste Kohlenhydrat. Mehr als die Hälfte der Menschheit lebt - hauptsächlich die ärmere Bevölkerung in den Anbauländern - fast ausschliesslich von Reis.

Er enthält, wie alle übrigen Getreidesorten, zahlreiche lebensnotwendige Stoffe, Vitamine und Mineralstoffe, 80 % Stärke und 7 % Eiweiss, so dass er allen Anforderungen einer vollwertigen Ernährung genügt. Das gilt jedoch nur für das unveränderte Reiskorn.

Aufbau und Eigenschaften des rohen Reiskorns

Das einzelne Reiskorn ist von einer kieselsäurehaltigen Hülse umgeben, die nach der Ernte entfernt wird. Die zweite, darunterliegende Schicht enthält Vitamine, Mineralstoffe, Eiweiss und Fett. Da bei der Lagerung das Fett leicht ranzig wird, entfernt man diese „Silberhaut" genannte Hülle, meist durch Abschleifen, Polieren und Bürsten. Durch einen Überzug aus Stärkesirup oder Talkum wird der Reis viele Jahre lagerfähig.

Im Handel wird Reis nach Herkunftsländern sortiert angeboten. Die folgende Tabelle gibt Auskunft über die Unterschiede.

Reissorten

(„Oryza Sativa" ist die lateinische Bezeichnung für Reis)

Sorte	Behandlung	Eigenart	Bekömmlichkeit	Inhaltsstoffe
Langkorn-Rundkorn-Naturreis (Vollreis)	Ausgelesen, gereinigt **ungeschliffen** *mit* Silberhäutchen	Längere Kochzeit als Weissreis bräunliche Farbe begrenzt lagerfähig	Schwer verdaulich	Alle Vitamine, zahlreiche Mineralstoffe 80 % Stärke, 7 % Eiweiss Fett
Langkorn-Weissreis (Burma, Patna, Siam, Java, USA, Mexiko)	Geschliffen *ohne* Silberhäutchen	Weisse Farbe 6 - 8 mm lang 4 - 5 mal so lang wie dick glasig, hart glasiert mit Stärkesirup festkochend (trocken und körnig) wird schneeweiss lange lagerfähig	Leicht verdaulich	Reichlich Kalium Phosphor Vitamine B1 und B2 Niacin Kohlenhydrate eiweissreich
Langkorn-Parboiled-Reis („Avario-Reis", „Oryza-Reis", „Golden Reis")	In der Strohhülse mit Dampf und Druck behandelt, enthülst geschliffen *ohne* Silberhäutchen **nicht** glasiert	Gelbliche Farbe stumpfe Oberfläche kochfest wird beim Kochen schneeweiss	Leicht verdaulich	Viele Vitamine Kalium, Phosphor Niacin Kohlenhydrate eiweissreich

Rundkorn-Weissreis (Italien, Spanien, Burma)	Geschliffen *ohne* Silberhäutchen	Weisse Farbe stumpfe Oberfläche 4 - 6 mm lang 1½ mal so lang wie dick weicher kalkiger Kern (gibt bis 15 % Stärke ins Kochwasser ab, sehr weich kochend)	Leicht verdaulich (aber nicht mit Milch)	Kalium Phosphor Vitamine B1, B2 Niacin Stärke eiweissarm
Bruchreis	Beschädigte Körner (während des Schleifens, Polierens, Bürstens)	Dem Vollreis gleichzusetzen	Wie Vollreis	Wie Vollreis
Schnellkochender Reis (Weissreis)	Nach verschiedenen Patenten vorgegart und getrocknet	Schneeweisse Farbe poröse Oberfläche sehr spröde bricht leicht 5 Minuten Kochzeit	Leicht verdaulich	Kalium Phosphor Stärke Eiweissarm

Die Vitaminangaben gelten nicht, wenn der Reis wegen der besseren Haltbarkeit erst im Verkaufsland geschält und poliert wird. Dabei entsteht ein grösserer Verlust von Vitamin B1 und B2.

- *Reisflocken* sind gedämpfte und gewalzte Reiskörner
- *Reisstärke* ist sehr feinkörnig und die am leichtesten verdauliche Getreidestärke (Kinderheilkunde)
- *Puffreis* entsteht aus gequollenem Reis unter Überdruck. Wird der Druck plötzlich aufgehoben, platzt das Korn und vergrössert dabei sein Volumen.

Zubereitung des Reises

Vor dem Kochen soll der Reis gut gewaschen werden, um das schädliche Talkum zu entfernen, das zur Erhöhung der Haltbarkeit verwendet wird. Beim Kochen nimmt der Reis je nach Qualität etwa die doppelte Menge Wasser auf. Zu einer Tasse Reis sind also zwei Tassen Wasser hinzuzufügen. Am bekömmlichsten ist der körnig gekochte Reis. Ohne umzurühren lasse man den Reis 10 Minuten kochen und anschliessend in der Wärme (Kochkiste, angewärmter Backofen, Asbestplatte bei kleiner Wärme) ausquellen. Spaltet sich das Reiskorn zu einem X, hat es zu lange gekocht.

Schwer verdaulich sind Kombinationen von Reis mit Milch oder Huhn (HAY'sche Trennkost).

Will man Reis gehaltvoller, kalorienreicher und schmackhafter machen, kann man ihn statt mit Milch mit geschlagener oder ungeschlagener Sahne anreichern; sie wird erst nach dem Kochen untergerührt. Der Geschmack lässt sich durch Umrühren des trockenen Reiskorns im erwärmten Gefäss verbessern (siehe Zubereitung der Haferflocken). Man gebe erst danach Wasser hinzu und koche wie gewohnt. Zum Reis passen nur Gemüse-, Obst und Salatspeisen, keine Fleischgerichte (HAY'sche Trennkost).

Reis fördert durch seinen hohen Kaliumgehalt die Ausschwemmung von Wasser und Schlacken und führt dadurch zur Gewichtsabnahme. Reis sollte ohne Salz gekocht und mit gedünstetem ungesüsstem Obst gereicht werden.

Zur Aufbewahrung:
1. Gekochter Reis kann in geschlossenen Gefässen bis zu 8 Monaten in der Tiefkühltruhe lagern.
2. Reisreste können zugedeckt im Kühlschrank 6 bis 8 Tage aufbewahrt werden. Zum Verzehr werden sie in einem Sieb über Wasserdampf erhitzt.

Zusammenfassung:
Reis ist nach der Kartoffel das wichtigste Nahrungsmittel. Reis „mit dem Silberhäutchen" ist anderem Reis vorzuziehen, da er mehr Vitamine und Spurenelemente enthält.
„Natur-Reis" bei Verdauungsschwäche meiden (wirkt wie Vollkorn).
Reis körnig kochen, eventuell mit Sahne anreichern.
Reis zu Kohlenhydrat-, Salat und Obstmahlzeiten essen.
Meide: Milchreis und Fleischgerichte zu Reis.

Gemüse und Frischkostsalate

Gemüse

Die Bedeutung der Gemüse beruht auf ihrem Gehalt an Basen. Wir benötigen sie im Stoffwechsel, um die während des Verdauungsprozesses entstehenden schädlichen Säuren als Salze auszuscheiden.

Da im Körper nur Säuren gebildet werden, aber keine Basen (ausser Bikarbonat, s. auch Kapitel „Säure-Basenhaushalt" und „Basenkost"), müssen diese von aussen durch die Kost zugeführt werden. Also muss unsere Nahrung einen hohen Anteil von *Basenträgern* - dazu gehören Gemüse und Obst, Kräuter und Tees - enthalten. Insgesamt sollen täglich 80 % der Nahrungsmittel aus Basenträgern bestehen, damit der Bedarf gedeckt wird. Ein stark basenüberschüssiges Nahrungsmittel ist die Kartoffel, besonders die Pellkartoffel. Sie ist unser reichhaltigster Basenträger. Die einzelnen Gemüsesorten sind für unseren Verdauungsapparat von unterschiedlicher Verträglichkeit. Blähende Gemüse (alle Hülsenfrüchte, besonders getrocknete) belasten auf Grund ihres hohen Cellulose-Gehalts den Darm, vor allem den erkrankten und trägen Darm.

Hülsenfrüchte

Hülsenfrüchte enthalten ausser den Kohlenhydraten mehr oder minder grosse Mengen Eiweiss. Zur Eiweissverdauung sind eiweißspaltende Fermente erforderlich, die im Enddarm fehlen. Darum übernehmen Fäulnisbakterien diese Aufgabe, nachdem andere Darmbakterien die Zellulose aufgelöst haben. Dabei entstehen *Fäulnis-Produkte* und *Gase.* Letztere treten meist beim Genuss schlackenreicher (zellulosehaltiger) Nahrungsmittel auf. Die Fäulnis führt zu Reizzuständen der Dickdarmschleimhaut, unter anderem zu Entzündungen bei bestehenden Hämorrhoidalleiden (Schmerzen und Blutungen).

Gemüse - roh oder gekocht?
Grundsätzlich weisen Gemüse in rohem Zustand den höheren Nährstoffgehalt auf, gekocht sind sie hingegen besser zu verdauen, weil unter anderem die Zellulose während des Kochprozesses zerfällt und nicht erst im Dickdarm durch Bakterien abgebaut zu werden braucht. Durch Zugabe von ein wenig Essig während des Kochens wird Zellulose erfahrungsgemäß verträglicher. (Siehe Kapitel „Rohe und gekochte Kost".)

Rohe und gekochte Gemüse

Wegen des hohen Gehaltes an Mineralsalzen verwerte man auch das Gemüsewasser als Grundlage für Sossen und klare Suppen, nach Geschmack unter Zugabe von Kräutern, Hefe und würzenden Zutaten.

Je älter ein Gemüse, umso schwerer ist es zu verdauen. Das gilt besonders für Hülsenfrüchte. Dagegen sind alle jungen Gemüse, frisch verzehrt, wegen des geringeren Cellulose- und Eiweissgehaltes leicht verdaulich. Man unterscheidet *Fein-*

Gemüsearten

gemüse (Salat, Spargel, Spinat) und *Grobgemüse* (Rettich, Gurke und alle Kohlarten).

Nach den verwertbaren Pflanzenteilen unterscheidet man:
- Frucht- und Samengemüse
- Blütengemüse
- Blattgemüse
- Stengelgemüse
- Wurzelgemüse
- Zwiebelgemüse

Die gebräuchlichsten Gemüsearten:

Blatt-Gemüse: Salate
grüner Blatt-Salat, Kopfsalat
Feldsalat
Endiviensalat
Radicchio (roter Salat aus Italien)
Chicoree
Mangold
Spinat
Kohlarten (Weißkohl, Rotkohl,
Wirsing, Rosenkohl,
krauser Grünkohl)

Blütengemüse: Artischocken
Blumenkohl
Broccoli

Stengel- und Kohlrabi, (Oberkohlrübe)
Sproßgemüse: Spargel
Bleichsellerie
Rhabarber
Fenchel

Frucht- und　　　Hülsenfrüchte:
Samengemüse:　　　grüne Erbsen
　　　　　　　　　　grüne Bohnen
　　　　　　　　　　Kichererbsen
　　　　　　　　　　Dicke Bohnen (Saubohnen)
　　　　　　　　　　Sojabohnen
　　　　　　　　　　Linsen
　　　　　　　　Gurken
　　　　　　　　Zucchini
　　　　　　　　Kürbis
　　　　　　　　Melone
　　　　　　　　Paprika
　　　　　　　　Tomaten
　　　　　　　　Auberginen
　　　　　　　　Avocado
Wurzelgemüse: Kartoffeln
　　　　　　　　Batate
　　　　　　　　Möhren (Karotte, Mohrrübe, gelbe Rübe)
　　　　　　　　Rote Rübe (rote Beete, Salatrübe)
　　　　　　　　Weiße Rübe (Abart: „Teltower Rübe")
　　　　　　　　Sellerie
　　　　　　　　Schwarzwurzel
　　　　　　　　Rettich
　　　　　　　　Radieschen
　　　　　　　　Meerrettich (Kren)
　　　　　　　　Steckrüben (Kohlrübe, Krautrübe, Wruke)
Zwiebel-　　　Zwiebel
Gemüse:　　　Schalotten
　　　　　　　　Porree
　　　　　　　　Knoblauch

Lagerung der Gemüse Die Lebendigkeit dieser Gemüse hängt weitgehend von ihrer Lagerung ab. Wurzel- und Knollengemüse (Möhren, Sellerie, Rote Beete, Schwarzwurzeln, Kohlrabi, Rettich, Radieschen, Petersilienwurzeln, Teltower Rübchen, Steckrüben, Meerrettich) bringt man entweder in frostgeschützten Mieten im Freien oder in geeigneten Lagerräumen unter (dunkel, luftig, nicht zu trocken, kein Zementboden). Empfehlenswert sind auch Kisten mit trockenem Sand.

Die Bekömmlichkeit kohlenhydratreicher Gemüsekost kann durch das Würzen mit Kümmel, Fenchel und Anis erheblich gesteigert werden. Wenig bekannt ist, dass zu rohen und gekochten Möhren etwas Fett verwendet werden muss, damit die fettlöslichen Vitamine (besonders Vitamin A) zur Wirkung gelangen können.

Selbstverständlich gehen beim Kochen sämtliche *Vital*-Stoffe, alle „lebendigen" Substanzen, verloren. Wer sich diese zuführen will, muss Gemüse entweder in Form von Rohkost oder als Saft geniessen. Rohkost in festem Zustand wird unter dem Abschnitt „Salate" besprochen.

Zubereitung von Gemüse und Salaten Über die schonende und richtige Zubereitung von Gemüse und Salat gibt es eine Flut von biologisch ausgerichteter Literatur, so dass in dieser orientierenden Abhandlung nur das wesentliche und weniger Bekannte hervorgehoben werden soll.

Spinat *Spinat* wird wegen des hohen Oxalsäuregehalts nicht von allen Menschen gleich gut vertragen. (Vor-

sicht bei Neigung zu Oxalatsteinen!). Ausserdem geht das im Spinat befindliche Nitratsalz leicht in die lebensgefährliche Nitritform über. Davor bewahrt man sich, indem man Spinat
1. frisch gepflückt kocht (meide welken und alten Spinat)
2. nicht lange kocht (nur bis zum Garwerden)
3. nicht länger im Kochtopf stehen lässt (sofort verwenden)
4. nicht aufwärmt.

Die bekömmlichste Zubereitung des Spinats ist folgende: ²/₃ des Spinats wird vor oder nach dem Kochen zerkleinert und in Salzwasser (Meersalz) gegart. ⅓ des Spinats wird in frischem Zustand belassen und kleingehackt später mit dem gekochten Teil vermischt. Nach dem Garen füge man frische Kräuter und Sahne, eventuell Sonnenblumenöl, Distelöl, Vitaquell oder andere gesunde Fette hinzu.

Sehr schmackhafte Gemüsegerichte können aus gekochten Gurken und Zwiebeln zubereitet werden, was viel zu wenig bekannt ist.

Die Tomate wurde zunächst nicht unter den Gemüsen aufgeführt, weil sie eine Sonderstellung einnimmt. Mit ihrem hohen Gehalt an Vitamin A und C sowie ihrer guten Verträglichkeit ist die Tomate für unsere Ernährung nahezu unentbehrlich - aber nur in rohem Zustand! Als Tomatensuppe oder Tomatensosse wird sie häufig mit Kohlenhydraten (Reis- und Nudelgerichten) kombiniert und ist dann ihrer Säure wegen unverträglich; (HAY'sche Trennkost), sie passt allenfalls zu Fleischgerichten.

Tomaten

Zusammenfassung:
Unsere Speisen sollten zu 80 % aus Basenträgern (Gemüse und Obst) bestehen. Der bedeutendste Basenträger ist die Kartoffel. Zur Verträglichkeit der Gemüse siehe Tabelle:

Verträglichkeit der verschiedenen Gemüsesorten

leicht verdaulich	mittelschwer verdaulich	schwer verdaulich
Möhren	Rote Beete	Grünkohl
Spinat	Steckrüben	Rosenkohl
Mangold	Gurken	Wirsingkohl
Sellerie	Kürbis	Rotkohl
Petersilienwurzel	Melonen	Weißkohl
Fenchel	Zuccini	Pilze
Zwiebel (gekocht)	Porree (Lauch)	Bohnen
Spargel	Paprikaschoten	Erbsen
Blumenkohl	Schwarzwurzeln	Linsen
Broccoli		
Kohlrabi		
Chicoree		
Artischocken		
Auberginen		

Frischkost-Salate

Bedeutung der Frischkost-Salate

Die Trennung zwischen Gemüsen und Salaten geschieht willkürlich und nur der Übersichtlichkeit halber. Ebenso wie Gemüse gehören die Salate zu den Basenträgern und dürfen daher in unserer Nahrung nicht fehlen. Sie haben den Vorzug, dass sie nicht gekocht zu werden brauchen (ausser bei Verdauungskranken) und uns darum mit „lebenden" Stoffen versorgen. Salate reiche man immer *vor* der Mahlzeit, und zwar aus folgenden Gründen:

1. Sie stellen Basen zur Verfügung, die später für die Neutralisierung des sauren Magensaftes im Dünndarm benötigt werden.
2. Sie verlassen den Magen rascher als gekochte Speisen.
3. Sie verhindern die Verdauungsleukocytose, das ist ein Anstieg der weissen Blutkörperchen.

Verdauungsleukocytose

Zum letzteren Punkt ist zu sagen, dass eine ausschliesslich gekochte Mahlzeit, die eine Reizkost darstellt, zu dieser Leukocytose führt, die im allgemeinen auf eine Entzündung hinweist. Diese Auswirkung tritt beim Verzehr von Rohkost nicht ein. Gibt man *vor* der gekochten Mahlzeit eine ausreichende Menge Rohkost - ein gefüllter kleiner Teller genügt - dann verhält sich der Körper so, als hätte er *nur* eine Rohkostmahlzeit erhalten.

Für Rohkostsalate kann man fast alle oben angeführten Gemüsesorten verwenden. Zu den Ausnahmen zählen Bohnen, Pilze und Spargel, die roh ausgesprochen giftig wirken. Die Verträglichkeit - auch der Salate - nimmt entsprechend der für die

Wildpflanzen

Gemüse genannten Reihenfolge ab (siehe Tabelle Seite 6). Von allen Frischkostsalaten werden Blattsalate am besten vertragen, zum Beispiel: Endiviensalat (Heilwirkung bei Leber- und Gallenleiden), Feldsalat, Chicorée, grüner Salat (Kopf- und Pflücksalat). Neben den in Feld und Garten angebauten Gemüsen und Salaten wachsen auch zahlreiche Wildpflanzen in der Natur, die besonders in Notzeiten als Gemüse und Salate verwendet werden können. Die gebräuchlichsten sind:

Wildwachsende Kochgemüse	Wildwachsende Salatpflanzen
Brennessel	Brunnenkresse
Löwenzahn	Gänseblümchen
Melde	Hopfensprossen
Sauerampfer	Hirtentäschel
Gänseblümchen	Löwenzahnblätter
	Schafgarbe
	Spitzwegerich

Diese Pflanzen enthalten lebenswichtige Stoffe und sind oft teuren Medikamenten vorzuziehen.

Zubereitung von Salaten

Die Zubereitung des Salates ist weitgehend Geschmackssache; er kann mit Fruchtsäure und Öl, mit süßer oder saurer Sahne, Buttermilch, Sauermilch oder Joghurt sowie mit Öl, Knoblauch und Kräutern angerichtet werden.

Eine gehaltvolle Salatsoße wird auf folgende Weise hergestellt: Man nehme Sano- oder Joghurt, rühre 1 - 2 Eßlöffel Öl (Distel-, Sonnenblumen- oder Leinöl) darunter, füge Meersalz und nach Bedarf Honig hinzu, schneide einige Nüsse hinein und gebe schließlich eine Mischung von Kräutern hinzu (Schnittlauch, Petersilie, Kresse, Dill, Spinat, Brennessel und andere) und lasse diese Mischung mindestens eine halbe Stunde in der Soße ziehen. Der gutgewaschene, getrocknete und von harten Stengeln befreite Salat wird erst kurz vor dem Essen mit der Soße vermischt.

Eine gesunde Salattunke auf Quarkbasis kann auch folgendermaßen zubereitet werden: Man mixe 20 Gramm Quark mit Wasser und 5 Gramm kaltgeschlagenem Sonnenblumen-, Distel- oder Sesamöl oder nur mit Sahne zu einer mayonnaiseartigen Tunke, würze diese pikant mit Zitronensaft, Kräutern, Tomatensaft - oder auch mit salzlosem Reformsenf und salzlosem Cenovia-Hefeextrakt beziehungsweise mit Vitamin-R. Mit Biosal und Homa-Vita Sesam-Würze kann nach Belieben nachgewürzt werden. Wer eine süßsaure Soße bevorzugt, nehme statt der Gewürze Honig.

Als Salatvorspeise ist auch die rohgeriebene Möhre geeignet, mit Zitrone, Sahne und Kräutern abgeschmeckt.

Ausserordentlich schmackhaft und bekömmlich ist folgender Salat: Man übergiesse Tomaten mit heissem Wasser, schäle und zerschneide sie in Stücke, salze und gebe süsse Sahne hinzu (Zitrone nach Geschmack). Dieser Salat wird zu allen übrigen Speisen, auch zu Kohlenhydraten, sehr gut vertragen.

Warum fehlt der Gurkensalat? Frische Gurken, ebenso wie Kürbis und Melonen, sind wegen des Natriumgehaltes für die Tätigkeit der Leber äußerst bedeutungsvoll - aber nicht als Salat! Gurke ist roh und ohne saure Salatsosse gut verträglich, in Stücken aufs Butterbrot gelegt oder aber als rohe Zugabe zu Kohlenhydratgerichten. Dazu wird sie in Öl getaucht, mit frischen Kräutern, wie Dill, Majoran (besonders wohlschmeckend), Petersilie u.ä. bestreut.

Der im Winter in Gewächshäusern gezogene und künstlich gedüngte grüne Salat schmeichelt nur unseren Augen und regt den Appetit an, von weiterem Nutzen ist er kaum.

Es versteht sich, dass Kartoffeln, Gemüse und Salate auf biologisch gesunden Böden gewachsen, von allen Schädlingsbekämpfungs- und Konservierungsmitteln frei sein sollten.

Gewürzkräuter Wie die Salate versorgen auch sämtliche Würzkräuter uns mit Vitalstoffen, Basen und Spurenelementen. Die bekanntesten sind: Petersilie, Schnittlauch, Sellerie, Dill, Majoran, Kerbel, Basilikum, Beifuss, Kümmel, Salbei, Zitronenmelisse, Thymian, Rosmarin, Kresse, Liebstöckel. Diese Kräuter sollten viel mehr als üblich in unserer Küche verwendet werden, nicht nur wegen ihres Gehaltes an Vitaminen und Mineralien, sondern auch weil sie zur Differenzierung und Bereicherung unserer Geschmacksempfindungen beitragen. Das Interesse, das wir ihnen zuwenden, lässt Kochen erst zur Kochkunst werden.

Es gibt einige Gewürzpflanzen, die ätherische Öle und Reizstoffe bilden (zur Abwehr von Insekten), Vorsicht damit! Sie schädigen besonders die empfindlichen Nierenkanälchen und sollten darum vor allem von chronisch Nierenkranken gemieden werden. Zu diesen Gewürzen zählen rohe Zwiebeln, Meerrettich, Rettich, Knoblauch, Schalotten, Brunnenkresse und alle Salate mit zu scharfem oder zu bitterem Geschmack. Andererseits haben sich bei neuesten Untersuchungen gewisse Heilwirkungen gerade dieser Gewürze herausgestellt. Jeder sollte selbst prüfen, inwieweit sein Verdauungsapparat sie verträgt. Wer an frischen Kräutern interessiert ist und keinen eigenen Garten besitzt oder keine biologisch geführte Gärtnerei in seiner Umgebung kennt, wende sich an folgende Adresse. Sie versorgt ihn wöchentlich regelmässig (auch im Winter) mit frischen, der Jahreszeit entsprechenden, gut verpackten Kräutern:

> Heinrich Bornträger
> Blau-Etikett-Kräuter
> (Heil- und Gewürzpflanzen)
> 6521 Offstein (über Worms).

Meerrettich ist, frisch gewonnen, nach GRANDEL das enzymreichste Gewürz; allerdings 24 Stunden nach der Ernte sind die Enzyme vollständig zerstört.

Eine empfehlenswerte Beilage zum Essen sind die basenüberschüssigen Senfgurken. Sie haben den Vorteil, dass auch empfindliche Mägen sie vertragen (dasselbe gilt für Sauerkraut, sofern es nicht in grösseren Mengen genossen wird).

Alle weiteren Wurzelfrüchte wie Radieschen oder Rettich sind einem kranken oder gestörten Verdauungsapparat wegen des hohen Cellulosegehaltes nur mit Vorsicht und nur in kleinen Mengen zuzuführen; sie sollten niemals abends angeboten und stets gut gekaut werden (siehe auch Kapitel „Gewürze").

Ausländische Obst- und Gemüsesorten

Durch die ausländischen Arbeitnehmer sind einige neue Obst- und Gemüsesorten auch bei uns bekannt geworden. Besonders im Winter sind wir für diese Abwechslung unseres Speisezettels sehr dankbar. In vielen Delikatessengeschäften und grösseren Kaufhäusern mit Lebensmittelabteilungen findet man heutzutage z.B. Avocado, Bataten, Broccoli, Chillie-Schoten, Papaya und Zucchini. Da diese Früchte noch nicht allgemein Verwendung finden, weil man zu wenig über ihre Verwertbarkeit weiss, sollen hier einige kurze Hinweise folgen.

Bataten sehen wie Kartoffeln aus, schmecken aber leicht süsslich. Die Knollen werden gewaschen, geschält, in breite Scheiben geschnitten und gekocht (kurze Garzeit). Die Amerikaner garen die Bataten in Aluminiumfolie. Nach dem Öffnen werden sie mit pikantem Quark übergossen und aus der Folie gelöffelt.

Broccoli oder Spargelkohl ist ein Gemüse, das geschmacklich zwischen Blumenkohl und Kohlrabi liegt. Es ist zart und sehr wohlschmeckend. Die Köpfchen werden von den Stengeln gezupft und gewaschen. Die Stengel werden geschält und zusammen mit den Köpfchen wie Blumenkohl gekocht und abgeschmeckt.

Die *Chillie*-Schote, eine Verwandte des roten und grünen Paprika, verbessert als äusserst scharfes Gewürz alle Fleischgerichte und erhöht deren Verdaulichkeit. Samen und Scheidewände müssen aus dem Inneren der frischen Schote entfernt werden, ehe man sie für den späteren Gebrauch trocknet.

Die *Papaya* ähnelt aussen und innen der Melone. Das Fruchtfleisch, in Würfel geschnitten und mit Zitronensaft abgeschmeckt, ergibt eine erfrischende Speise. Unreife Früchte lassen sich wie Kohlrabi zubereiten. Die Papaya enthält ein eiweisspaltendes Ferment, das als Heilmittel in Magenpräparaten verwendet wird. Ein Grund mehr, sie zu essen.

Die *Zucchini* sind wegen ihres hohen Natriumgehaltes Leberkranken sehr zu empfehlen. Man zerschneidet die gurkenähnlichen Früchte in dicke Scheiben und dünstet sie mit oder ohne Pflanzenfett. Mit Tomate (frisch oder als Mark) und roter Paprika und gut gewürzt, passen sie zu allen Eiweiss- und Kohlenhydrat-Mahlzeiten. Sie können auch wie gefüllte Gurken mit Fleisch zubereitet werden. Da sie reich an Vitamin C sind, nur kurz dünsten!

Die birnenförmige *Avocado,* heute überall zu kaufen, bildet unter den Früchten wegen ihres hohen Fett- und Eiweissgehaltes (17 - 30 % Fettgehalt) eine Ausnahme. Ihre Vitaminkombination ähnelt der des Eidotters. In ihrer Heimat Amerika und Afrika trägt sie die bezeichnenden Namen ,,Butter des Waldes" und ,,Kaviar der Pflanzenwelt". Die Früchte werden unreif, also hart, gepflückt. Nach dem Einkauf müssen sie 2 - 10 Tage in gewöhnlicher Zimmertemperatur nachreifen. Die am häufigsten anzutreffende Avocado-Frucht, die aus Israel und Kalifornien eingeführt wird, ist eine Kreuzung zwischen der guatemaltekischen (dünne, glatte und lederartige Haut) und der westindischen Sorte (dicke, holzige, warzenartige Haut). Sie ist mehr rund als birnenförmig. Die Frucht ist reif und wird essbar, wenn sich die Haut leicht eindrücken lässt.

Die Avocado wird in der Mitte zerteilt, der Kern entfernt und mit pikanten Füllungen versehen (aus Fleisch, Fisch, Quark, Krabben u.ä.), oder einfach mit Zitrone und Kräutern abgeschmeckt. Auch als Beigabe zu Salaten und Rohkost aller Art eignet sie sich sehr gut. Sie eignet sich vorzüglich für rasch herzustellende, sehr gesunde und bekömmliche Mittagsmahlzeiten. Ihr geringer Kohlenhydratgehalt (6 %) macht sie auch für Diabetiker geeignet.

Es gibt noch zahlreiche andere relativ teure Südfrüchte, die - wie die übrigen reifen Früchte - wegen ihres Nährwertes, ihrer Vitamine und Mineralstoffe sehr zu empfehlen sind (Kiwi, Mango usw.).

Zusammenfassung:
Frischkostsalate sind basenüberschüssige Nahrungsmittel, sie enthalten reichlich Mineralsalze. Nicht in zu grossen Portionen essen (2 bis 3 Esslöffel genügen). Bei Leber- und Gallenleiden Endiviensalat bevorzugen.
Vor der Mahlzeit verabreichen!
Niemals abends essen (Zellulosegehalt, Gärung), ausser Blattsalaten wie grünem und Feldsalat.

Natürliche, milde Gewürze verwenden; scharfe und intensiv riechende Gewürze meiden (gilt besonders für Nierenkranke - siehe Kapitel „Gewürze").

Obst

Reife Früchte dienen seit jeher Mensch und Tier als natürliches und ursprüngliches Nahrungsmittel. Sie sind reich an Vitaminen, Fermenten, Mineralien und Aromastoffen und enthalten in mehr oder minder hohem Maße organische Säuren und Zucker (Traubenzucker, Fruchtzucker und Rohrzucker). So konnte das Schlagwort entstehen „Esst mehr Obst und ihr bleibt gesund!". Dieser Slogan ist nur bedingt richtig; Vor- und Nachteile des Obstgenusses sollen nachfolgend erörtert werden.

Vor- und Nachteile des Obstgenusses

Viel zu wenig bekannt sind die gesundheitsfördernden Auswirkungen der natürlichen *Aroma*stoffe des frischen Obstes. Die in ihnen enthaltenen ätherischen Öle üben wichtige Funktionen auf das Nerven- und Verdauungssystem aus, da sie bereits beim Kauen von der Mundschleimhaut aufgenommen und sogleich wirksam werden. Diese Sofortwirkung führt zu einem allgemeinen Gefühl der Erfrischung; darum sollten Menschen mit ermüdender, sitzender Tätigkeit oder hoher nervlicher Beanspruchung regelmäßig Obst essen, möglichst als Vorspeise zu den Hauptmahlzeiten, in Ausnahmefällen als Zwischenmahlzeit.

Wie bereits früher beschrieben, bleibt nach dem Verzehr von Rohkost der Anstieg der weissen Blutkörperchen, der Verdauungsleucocytose, aus. Rohkost mildert somit die Reizwirkung der Kochkost. Obst versorgt den Organismus durch seinen hohen Wassergehalt mit „vegetabilem Wasser" und wird so zu einem gehaltvollen, natürlichen Flüssigkeitsspender von beträchtlichem Nährwert.

Der Fermentreichtum des Obstes ermöglicht ferner die Selbstauflösung (Autolyse) im Darm und verringert dadurch die Verdauungsarbeit um etwa ein Drittel. Frische Früchte verhindern einen Sauerstoffüberschuss des Darms, der vor allen Dingen den Bakterien und nicht dem Menschen nützt (siehe Kapitel „Unterschiede zwischen roher und gekochter Kost").

Den vielen Vorzügen des Obstgenusses steht als grösste Gefahr die Übersäuerung gegenüber. Der Basenreichtum der Früchte ist in ihrem Mineralstoffgehalt begründet. Trotzdem muss jeder Mensch zuerst die Fruchtsäuren durch die im Körper vorhandenen Basen abpuffern. Bei einem Gesunden mit ausreichender Alkalireserve fällt dies nicht sonderlich ins Gewicht, wohl aber bei allen Menschen mit einer Übersäuerung (Azidose) des Körpers. Wer andererseits täglich eine typische Zivilisationskost, eine Kochkost aus reichlich Fleisch und industriell hergestellten Kohlenhydraten, zu sich nimmt, wird im Laufe der Zeit automatisch übersäuert, wenn er nicht als Ausgleich eine entsprechende Menge Obst und sonstige Rohkost geniesst.

Vor allen Dingen sollten unreife und saure Früchte, zum Beispiel alle Zitrusfrüchte, gemieden werden, weil durch sie die Gefahr der Übersäuerung am grössten ist. Besonders sollten alte Menschen, deren Knochengerüst brüchiger wird (Osteoporose) und die zumeist mit den verschiedensten Gelenkstörungen behaftet sind, sich vor Zitrusfrüchten hüten. Das gleiche gilt für chronisch Stoffwechselkranke.

Obstsorten

Die Einteilung der Obstsorten ist bekannt:

Kernobst:	Äpfel, Birnen
Steinobst:	Kirschen, Zwetschgen oder Pflaumen, Pfirsiche, Aprikosen
Beerenobst:	Erdbeeren, Himbeeren, Johannisbeeren
Südfrüchte:	ermöglichen uns den Obstgenuss auch im Winter. Vorsicht bei gespritzten Früchten.

Zu beachten ist:

Regeln für den Obstgebrauch

1. Reife und hochwertige, möglichst ungespritzte Früchte verwenden (wenn gespritzt, sehr gut abwaschen).
2. Kinder bis zu 6 Jahren und Verdauungskranke (Magen, Darm, Leber, Bauchspeicheldrüse) sollten Obst nur morgens, in der Erntezeit ausnahmsweise auch mittags, essen, um ihren hohen Vitamingehalt auszunutzen. Gesunde vertragen Obst auch mittags, jedoch *nicht* in Verbindung mit gekochtem Gemüse zur gleichen Mahlzeit (Gärungsgefahr).
3. Rohkost gebe man *vor* der gekochten Mahlzeit.
4. Für unseren Vitaminbedarf genügen täglich

zwei Früchte, zum Beispiel ein Apfel und eine Apfelsine, oder aber das entsprechende Quantum anderer Obstarten. Ein Mehr führt lediglich zur Belastung des Darmes durch Ballaststoffe.

5. Bei der Auswahl der Obstsorten ist die enge Beziehung zwischen Landschaft und den in ihr lebenden Organismen zu berücksichtigen. Sie teilen die gleichen Lebensumstände (Klima, Bodenbeschaffenheit, Feuchtigkeit).

Die mit dem Menschen im gleichen Lebensraum wachsenden Früchte sind für ihn auch die wertvollsten. Auf fremde, südliche Früchte greife man nur in den obstarmen Jahreszeiten zurück.

Der Saft ausgepresster Zitrusfrüchte (Zellulosebelastung; Darmschonung) sollte stets ganz frisch getrunken werden, da schon nach kurzem Stehen der Vitamingehalt des Saftes durch Licht und Luftsauerstoff rasch absinkt.

6. Ein geschwächter Verdauungsapparat verträgt nur gekochte Früchte. Sie werden leichter verdaut, sind aber weniger vitaminreich. Auf keinen Fall süsse man sie! Die Verträglichkeit der Früchte hängt von ihrem Gehalt an Zellulose und anderen Ballaststoffen ab. Gut verträglich - ja geradezu heilend - wirken Blaubeeren. Bekömmlich sind auch Himbeeren und Erdbeeren (ausser bei bestehender Allergie). Wegen des hohen Zellulosegehaltes sind einige Obstsorten wie Kirschen, Stachelbeeren, Johannisbeeren, Brombeeren und Preiselbeeren schwer verdaulich. Man passiere sie oder verwende den Saft ungesüsst.

Äpfel	Der *Apfel* ist wegen der leichten Verfügbarkeit wohl die gebräuchlichste Frucht. Er hält sich bei guter Lagerung bis zum Frühjahr (Birnen bis Weihnachten) und eignet sich auch vorzüglich als Krankenkost, zum Beispiel zur Behandlung von Durchfall und Verstopfung. Ein Verdauungsapparat, der einen gesunden Apfel mit seinem Säure- und Zellulosegehalt nicht verträgt, zeigt damit eine Schwäche an. Reife, süsse Früchte eignen sich gut zu Apfelmus, das ungesüsst genossen werden kann und gut zu Reis oder Fleisch passt.
Birnen Bananen	*Birnen* und *Bananen* enthalten reichlich Fruchtzucker, sie nehmen deswegen unter den Früchten eine Sonderstellung ein. Sie sollten als einzelne Mahlzeit oder gemeinsam mit Kohlenhydraten gegessen werden. Saure Früchte passen besser zu Eiweissmahlzeiten (HAY'sche Trennkost!). Eine besonders gute Verbindung ist die Zusammenstellung saurer Obstsorten mit Milch, Sano- oder Bioghurt oder mit Quark. Bananen und Birnen passen weniger gut zu Quark (Gärung).
Pflaumen Zwetschgen	Verführerische Früchte sind die *Pflaumen* und Zwetschgen. Vorsicht bei ihrer Verwendung! Ob roh, ob als Kuchenbelag, gekocht oder eingemacht, führen sie wegen des gemeinsamen Vorkommens von Zucker und Säure zu starker Gärung (Alkoholgeruch des Stuhles) und verbieten sich darum bei allen Verdauungsgestörten von selbst. Nur auf zwei Arten sind Pflaumen und Zwetschgen, diese wohlschmeckenden und reichlich Fruchtzucker enthaltenden Früchte, ohne Gefahr dem

Darm zuzuführen: als Saft oder als Most. Bekömmlich ist auch Marmelade aus geschälten Pflaumen ohne Einmachzucker.

Moste sind reine, unvergorene Obstsäfte. Sie werden entweder durch Pasteurisieren (trübe Getränke) oder durch Kalt-Filtern (klare Getränke) haltbar gemacht. Der klare Most ist weniger empfehlenswert als der trübe, weil ihm durch das Filtern wertvolle Wirkstoffe entzogen worden sind. Zu grosse Mostmengen verursachen Diarrhöen und andere Verdauungsstörungen. Wer Most trinkt, um seinen Durst zu stillen, sollte ihn mit kohlensäurearmen Mineralwässern verdünnen, um diese Gefahr auszuschalten. Vorsicht bei Zusatz chemischer Mittel wie Metallen (Kupfer, Arsen), Konservierungsmitteln und schwefliger Säure!

Moste

Beliebte Früchte sind die *Weintrauben.* Eine Traubenkur versorgt zwar mit reichlich Vitaminen, die Früchte enthalten jedoch viel Traubenzucker. Wer die Gefahr zu reichlicher Traubenzuckeraufnahme nicht zu fürchten hat, achte bei Trauben auf gründliche Säuberung (chemische Spritzmittel). Schalen und Kerne sollten zur Entlastung des Darms nicht mitgegessen werden.

Weintrauben

Beliebt sind auch Pfirsiche, Aprikosen und Ananas, bei deren Genuss jedoch in besonderem Masse die Gefahr der Übersäuerung besteht. Deshalb wirklich also nur reife Früchte essen. Ananas führt häufig zu Entzündungen von Mundschleimhaut und Zunge.
(Zum Spülen: „Tormentol" von KNEIPP).

Bei *Rhabarber* ist wegen des hohen Säuregehalts, der starkes Süssen mit Zucker erforderlich macht, grösste Vorsicht geboten, mehr noch als bei Pflaumen, die reichlich Fruchtzucker enthalten.

Reihenfolge der Verträglichkeit

Blaubeeren	Kirschen
Himbeeren	Johannisbeeren
Erdbeeren	Stachelbeeren
Äpfel	Brombeeren
Birnen	Preisselbeeren
Pfirsische, Aprikosen	Pflaumen
Ananas	Zwetschgen
	Rhabarber

Obst-
säfte

Sind Obst*säfte* empfehlenswerter als die ganzen Früchte? Ja und nein. Auch hier entscheidet das Quantum über den Grad der Verträglichkeit. Säfte, nach BRUKER „Teilnahrungsmittel", sind aus ihrem natürlichen Verband mit anderen Stoffen und aus lebenden Strukturen herausgelöst und damit Nahrungsmittelkonzentrate. Durch fehlendes Einspeicheln sind sie schwer verdaulich. Man kann diese Nachteile ausgleichen, indem man
1. wenig Saft nimmt (2 - 3 Eierbecher) und gleichzeitig
2. etwas Festes kaut (Brot, Nüsse),
   um während des Kauens den Saft einzuspeicheln und mit Verdauungsfermenten zu vermischen.
   Damit wird gleichsam das Kauen der ganzen Frucht nachgeahmt.

Für Säfte gelten im übrigen die gleichen Regeln wie für ganze Früchte.

Dörrobst

Wie soll man sich zu *Dörrobst* einstellen? Getrocknete Pflaumen, Aprikosen, Rosinen, Datteln, Feigen usw. sind ohne Zweifel hochwertige Lebensmittel. Doch kann die spezifische Wirkung durch Hitzeanwendung verlorengehen. Ausländisches gedörrtes Obst ist oft künstlich bei 50 - 100 Grad getrocknet und durch schweflige Säure haltbar gemacht worden und darum minderwertiger. Wer sich zum Beispiel den grossen Kaliumreichtum der Aprikosen und ihre gute abführende Wirkung zunutze machen will, sollte im Reformhaus ungeschwefelte Früchte verlangen. Im übrigen gelten alle Regeln wie für frische Früchte. Zahnärzte verweisen eindringlich auf den hohen Zuckergehalt getrockneten Obstes: darum Zähneputzen wie nach Zuckerwaren.

Zusammenfassung:
Reife Früchte sind bedeutende Lieferanten von Zucker, Vitaminen und Spurenelementen und stellen neben rohem Fleisch und Milch ursprüngliche Nahrungsmittel dar. Getrocknete Früchte decken durch den hohen Fruchtzuckergehalt unseren Kalorien- und Süssigkeitsbedarf (Zähne putzen!). Als Tagesbedarf genügen zum Beispiel ein Apfel und eine Apfelsine oder das entsprechende Quantum einer anderen Fruchtsorte.
Kinder und Verdauungsgestörte sollten Obst nur morgens, Gesunde dürfen es auch mittags essen. Vermeide zur gleichen Mahlzeit Obst und Gemüse (Gärung!).
Heimische Früchte bevorzugen. Südfrüchte unmittelbar nach dem Auspressen zu sich nehmen,

da sonst die Vitamine durch Luftsauerstoff zerstört werden (gilt auch für alle übrigen Früchte).
Säfte in Verbindung mit Brot oder Nüssen geniessen.
Bananen (frisch oder getrocknet) am besten als Einzelmahlzeit oder zu Kohlenhydraten essen.
Alle Früchte sind leicht bekömmlich mit Milch (ausser süsse Früchte wie Birnen und Bananen).
Dörrobst ist zu behandeln wie frisches Obst.

Verboten (auch Gesunden):
1. Obst am Abend; Pflaumen in jeder Form (ausser als Saft oder Most)
2. Süssen von Obst, darum keinen Rhabarber (Gärung, ausserdem Gefahr des Fabrikzuckers)
3. Süsse Obsttorten ab mittags

Gewürze

Die Gewürze stellen ein ganz besonders interessantes Gebiet dar. Neueste Forschungen des Max-Planck-Institutes für Ernährungsphysiologie in Dortmund beginnen ihre vielseitige Bedeutung für den lebenden Organismus zu erschliessen.

Das ehemals vernachlässigte „Aschenputtel" der Ernährung erhält damit den ihm gebührenden Platz. Noch vor kurzer Zeit waren alle scharf schmeckenden Gewürze bei ernährungsbewussten Menschen verpönt und aus der Krankenkost ganz und gar verbannt. Das hat sich grundlegend geändert.

Die Bedeutung der Gewürze wird darin ersichtlich, dass die ökonomische Natur bereits an der Eingangspforte zum Verdauungsapparat vier verschiedene Sinnesorgane für die Geschmacksqualitäten süss, sauer, salzig und bitter, eingebaut hat. Sie achten gleichsam als „Wächter vor dem Tor" darauf, welche Stoffe in den Körper hineingelangen dürfen und treffen Vorsorge, dass sie ordnungsgemäß ihren Weg passieren. Das komplizierte Verdauungsmuster der Säfte und Enzyme wird hier bereits vorprogrammiert und läuft sogleich an.

Bedeutung der Gewürze

Daher ist gutes Kauen so wichtig (siehe Kapitel „Allgemeine Richtlinien").

Der Körper bildet täglich zwischen 1 ½ und 2 Liter Speichel, der zu 99 % aus Wasser besteht. Das

Verdauungssäfte

letzte Prozent setzt sich zusammen aus:
Enzymen
Mineralien
Schutzstoffen für die Schleimhäute
(zum Beispiel gegen kalt und warm)
Abwehrkräften gegen Krankheiten.
Darüber hinaus erhält der Speichel die Zähne und hilft verdauen. Wer demnach viel Speichel im Munde bildet, der produziert ihn auch reichlich in Magen und Darm. Denn nicht nur in der Mundhöhle, sondern im ganzen Verdauungsschlauch sind grosse und kleine Schleimdrüsen enthalten, deren Säfte den Darm durchspülen. Der chemische Reiz zur Schleimproduktion aber erfolgt bereits über die Geschmacksorgane unserer Zunge. Untersuchungen haben ergeben: je stärker der Reiz, desto mehr Speichel und desto rascher der Verdauungsvorgang. Aber nicht nur die Schleimdrüsen des Verdauungsapparates, sondern auch Leber, Gallenblase und Bauspeicheldrüse werden zur Tätigkeit angeregt. So sind die Gewürze in erster Linie Säftelocker. In diesem Zusammenhang sind Zitronen und saure Gurken zu den Gewürzen zu zählen, deren wichtigste und bekannteste folgende sind:
Kümmel
Anis
Zimt
Muskat
Pfeffer und Paprika
Meerrettich
Nelken, Ingwer
Senf, Curry

+ Weisser Pfeffer ist aromatischer, aber weniger scharf als der unreif geerntete, schwarze Pfeffer.

Curry ist kein einheitliches Gewürz, sondern ein Gemisch von zum Beispiel Curcumawurzel = Gelbwurzel 25 %, Koriander 20 %, Pfeffer 15 %, Cayenne-Pfeffer = Chillie = scharfer Paprika 12 %, Ingwer 10 %, Kardamon 6 %, Muskat 4 %, Nelken 3 %, Zimt 3 %, Piment 1 %, Kümmel 1 %.

Es gilt daher, die mannigfaltigen Würzkräfte zu nutzen: Das nicht gewürzte, fade schmeckende Essen kann auch nur ungenügend verdaut werden, ist also geradezu schädlich und widerspricht der natürlichen Anlage unseres Körpers!

Neben der Wichtigkeit für die ordnungsgemässe Verdauung entfalten die Gewürze auch spezifische Heilwirkungen, zum Beispiel gegen Krämpfe der glatten Muskulatur in Magen und Darm, Leber und Gallenblase. Zu nennen sind hier Kümmel, Wacholderbeeren, Bohnenkraut, Dill, Fenchel u.a. - um nur die bekanntesten aufzuführen. Der Knoblauch räumt sogar unter den schädlichen Bakterien des Dickdarms auf (neben seinen vielen anderen bedeutsamen Wirkungen).

Heilwirkung der Gewürze

Besonders wichtig ist die bakterientötende Wirkung von Garten- und Kapuzinerkresse. Ihre Vorteile gegenüber chemischen Antibiotika:
1. erzeugt Kresse keine Allergie;
2. wird sie in den oberen Darmabschnitten resorbiert, so dass sie die normale Bakterienflora nicht schädigt.

Die gleiche Wirkung haben Knoblauch und Meerrettich (nicht kochen!). 20 g Kresse oder Meerrettich erzielen für mehrere Stunden eine ausreichende antibakterielle Konzentration. Darüber hinaus wirkt Meerrettich auch harntreibend.

Ferner ist Knoblauch gegen kleine Madenwürmer zu verwenden (in Form von Einläufen: 1 Knoblauchzehe in 1 Liter Wasser auskochen).

Heilwirkung auf Kreislauf, Herz, Niere, Blut

Überraschende Resultate erbrachten Untersuchungen über den Einfluss der Gewürze auf *Herz* und *Kreislauf.*

Durch Essen und Trinken werden Herz und Blutgefässe grundsätzlich belastet, aber es zeigt sich auch, dass die gleichzeitige Zuführung von Senf, Paprika und Pfeffer die Herzleistung vergrössert und dass Bitterkräuter wie Weinraute und Eberraute durch Verkleinerung des Schlagvolumens und damit der Herzleistung ein geschädigtes Herz schonen. Rosmarin regt Herz und Kreislauf wohltuend an und macht den Herzschlag ruhiger und kräftiger. Gewürzte Speisen werden darum von Herzkranken, entgegen früherer Meinung, besser vertragen als ungewürzte. In der Volksheilkunde war dies schon immer bekannt, wenn auch unbewiesen.

Bemerkenswert ist auch der Einfluss von Cayenne-Pfeffer und Paprika auf die Blutgerinnung, sie setzen sie nämlich herab. Auf diese Weise sind sie ein natürliches Vorbeugungsmittel gegen Herzinfarkt.

Die früher für schädlich gehaltene Wirkung von scharfen Gewürzen auf die Nieren hat sich ebenfalls nicht bestätigt. Die meisten Gewürze werden nämlich rasch abgebaut. Nur Paprika, Muskatnuss, Gewürznelken und Cayenne-Pfeffer bilden Ausnahmen (nicht der weisse Pfeffer, Delikatess-Paprika und Edelsüsspaprika) und sollten daher bei chronischen Nierenkrankheiten gemieden werden.

Die wichtigsten und bekanntesten *heil*-wirkenden Küchengewürze und -kräuter sind:
Curry, Fenchel, Knoblauch, Garten- und Kapuzinerkresse, Kümmel, Majoran, Meerrettich, Melisse, Rosmarin, Paprika, Pfefferminz, Salbei, Senf, Thymian, Wacholderbeeren.
Ferner:
Zitronensaft, Wein- und Essigsäure (stark anregend auf die Magenschleimhaut, weniger stark Wermut und Piment).

Zuletzt muss noch auf die stärkende und kräftigende Wirkung der Gewürze als *Tonica* hingewiesen werden. Sie verbessern die allgemeine Leistungsfähigkeit durch Anregung der Hormonproduktion in der Nebennierenrinde. Hier sind in erster Linie zu nennen:
Chinarinde, Wermut, Pomeranze, Condurango (als Wein), Paprika.

Die Gewürze führen bei ständigem Gebrauch nicht zur Gewöhnung, im Gegensatz zu den meisten Medikamenten. Ihre regelmässige Verwendung bedeutet damit die natürlichste Vorbeugung gegen allerlei Leiden. Im Alter, wo degenerative Prozesse und Nachlassen von Herz und Kreislauf die Regel sind, sollten sie darum ganz gezielt eingesetzt werden. In der Rekonvaleszenz, nach

Krankheiten und Operationen, sollte man sich mehr als bisher dieser natürlichen Hilfsmittel zur Wiederherstellung der Gesundheit bewusst bedienen.

Regeln beim Würzen

Bei der praktischen Anwendung denke man daran, nicht zuviel verschiedene Gewürze gleichzeitig zu verwenden, höchstens drei bis vier. Zu Salat und Gemüse passen gut Küchenkräuter wie Petersilie, Dill, Kresse, Kerbel, Schnittlauch; zu Fleisch und Fisch scharfe Gewürze wie Pfeffer, Paprika, Meerrettich, Senf.

Ein Gewürz sollte nie vorschmecken, weil dann seine Wirkung zu stark ist.
Frische, eben erst gepflückte Kräuter sind natürlich vorzuziehen, sie schmecken besonders aromatisch. Nur im Notfall nehme man getrocknete Gewürze, gerebbelt, gemahlen oder zerstossen.

Zusammenfassung:
Gewürzte Speisen werden besser vertragen als ungewürzte. Gewürze dienen nicht nur der Geschmacksverbesserung, sondern haben wichtige physiologische Wirkungen auf den Körper:
1. „Säftelocker" in Mund, Darm, Leber (Galleproduktion), Gallenblase und Bauchspeicheldrüse (Sekretion der Verdauungsenzyme), und damit beschleunigen sie die Tätigkeit in diesen Organen
2. Aktivierung und Verbesserung der Herztätigkeit
3. Verbesserte Durchblutung, insbesondere der kleinsten Haargefäße

4. Verminderung der Blutgerinnung, damit Vorbeugung bei drohendem Herzinfarkt.

Frische Kräuter getrockneten vorziehen. Nicht zu viele Gewürzsorten auf einmal verwenden, höchstens drei oder vier.
Einzelne Gewürze dürfen nicht vorschmecken.

Kochsalz

Das Kochsalz wird von allen Gewürzen am häufigsten zur Geschmacksverbesserung unserer Nahrung benützt, weil die meisten Lebensmittel relativ kochsalzarm sind. Es wirkt ausgesprochen appetitanregend und verdauungsfördernd.

Nutzen und Gefahr des Koch-Salzes

Die häufig gestellte Frage: „Ist Salz schädlich?" muss unbedingt mit „Nein" beantwortet werden. Mit Salz verhält es sich wie mit Zucker (nicht Fabrikzucker): beide sind lebensnotwendig. Mangel an ihnen führt zum Tode, ein Überangebot - über den Weg der Krankheit - ebenfalls. Bei Salz und Zucker kommt es auf das richtige, dem individuellen Bedürfnis entsprechende Mass an (man denke hier auch an das Salzlecken der Tiere). Kochsalz besteht in der Hauptsache aus Natrium und Chlor. Sie gehören beide den lebensnotwendigen, „essentiellen" Elementen (siehe auch Kapitel „Mineralstoffwechsel"). Beide Stoffe werden ständig ausgeschieden und müssen laufend wieder zugeführt werden. Kochsalz ist darum seit jeher für den Fortbestand des Lebens so wichtig gewesen, dass es als das „Salz" schlechthin bezeichnet wird. Die erforderliche Menge ist niedriger als allgemein angenommen wird und darum wird die Nahrung häufig übersalzen.

Überhöhte Kochsalzzufuhr wirkt sich aus folgenden Gründen schädlich aus:
1. Kochsalz hält Wasser zurück, führt dadurch zur Aufquellung des Bindegewebes und beeinträchtigt den Kreislauf.

2. Es löst durch die Reizwirkung auf Magen- und Darmschleimhäute chronische Entzündungen aus.

Das individuelle Bedürfnis nach Salz ist sehr verschieden. Grundsätzlich zu beachten ist folgende Regel: Wer zum Dickwerden neigt, vermeide grössere Salzmengen. Wer dünn ist, nehme reichlicher Salz.

Hier wird das Bindungsvermögen von Flüssigkeiten genutzt, der Organismus wird durch Besserung der Gewebsspannung (Turgor) voller und „saftiger". Aus diesem Grunde gibt man schlanken Patienten während des Teefastens gern zusätzlich Salz.

Die Kochsalzufuhr sollte pro Tag nicht 5 g überschreiten. Das gilt besonders für Hochdruckpatienten. Der ermittelte durchschnittliche Kochsalzgebrauch beträgt jedoch täglich 15 g.

Das falsche „Bedürfnis" nach Kochsalz wird schon im Säuglingsalter durch Nachsalzen der Säuglingskost erzeugt. Es sollte die Regel gelten: „So wenig Kochsalz wie möglich", und das von Jugend an.

Das im Handel befindliche Kochsalz besteht jedoch nicht allein aus Natrium und Chlor (Natriumchlorid), sondern enthält zu etwa 2,5 % andere Mineralsalze wie Magnesium- und Calciumchlorid, ferner Magnesium-, Calcium- und Natriumsulfate, zahlreiche Spurenelemente wie Bor, Brom, Jod,

Lithium u.a. Diese Kombination der verschiedenen Mineralstoffe macht das Kochsalz zu einem der wichtigsten Biokatalysatoren (Sammelbegriff für alle Wirkstoffe wie Enzyme, Fermente, Hormone, Vitamine, essentielle Spurenelemente).

<small>Salzarten</small> Ablagerungen von Salz haben sich auf der Erde überall dort gebildet, wo Meere verdunstet sind. Wird es bergmännisch abgebaut und anschliessend vermahlen, nennt man es *Steinsalz*. Löst man es mit Hilfe von Wasser aus dem Berg und verdampft es anschliessend, heisst es *Siedesalz*. Die meisten gebräuchlichen Salze sind Siedesalze. Das *Meersalz* dagegen wird aus der See gewonnen und durch Sonnenwärme eingedunstet. Die bekanntesten Meersalzpräparate sind Biomaris, Biosalz und Dangasal (Reformhaus).

<small>Meersalz</small> Die Propaganda, die für Meersalz im Hinblick auf seinen Gehalt an Spurenelementen gemacht wird, ist nicht gerechtfertigt. Es ist keineswegs besser als die übrigen Salze. Die Reklame trägt nur dazu bei, dass bedenkenlos und unkontrolliert „Spurenelement-Präparate" eingenommen werden in der Meinung, sich etwas Gutes zu tun. Davor muss dringend gewarnt werden, weil durch vermehrte Zufuhr von Spurenelementen leicht eine Verschiebung der normalen Verhältnisse im Mineralstoffhaushalt eintritt. Das ist ebenso gefährlich wie eine Verschiebung im Hormonhaushalt.

Steinsalz ist härter als Siedesalz und klumpt leicht. Um die Streufähigkeit des Salzes zu erhalten, ist es ohne Hinweis auf der Packung gestattet, einem Kilogramm je 10 g Kieselsäuresalz und kolloidale Kieselsäure zuzusetzen.

Wegen der Schädlichkeit zu reichlicher Kochsalzzufuhr hat man „kochsalzarme" Diäten entwickelt (da der schädliche Bestandteil jedoch nur das Natrium ist, hiesse es richtiger „natriumarme" Diät). Für diese werden „Diätsalze" hergestellt, die neben den Mineralstoffen (Kalium- und Magnesiumchloriden, Kaliumsulfat, Phosphaten) noch organische Substanzen enthalten (Zitronen-, Milch-, Weinsäure, Cholin, Glutaminsäure und andere Aminosäuren, Stärke usw.). Daneben haben sich zunehmend „Gewürzsalze" eingebürgert wie *„Kräuter-"* und *„Selleriesalz"* mit etwa 50 % Kochsalz.

Diät-Meersalze

Von grosser Wichtigkeit ist das *jodierte Speisesalz,* das pro kg maximal 5 mg Natrium-, Kalium- und Calciumjodid enthält. Anstelle des üblichen Speisesalzes sollte daher in Kropfgegenden das jodhaltige Salz regelmässig von der Bevölkerung zur Vorbeugung verwendet werden. Vorsicht jedoch bei Jodüberempfindlichkeit!

Zusammenfassung:
„Kochsalz" ist ein Mineralstoffgemisch, das zu etwa 95 % aus Natrium und Chlor besteht und einer der wichtigsten Biokatalysatoren, darf aber nur in Maßen genossen werden. Der schädliche Bestandteil ist das Natrium. Ein Überangebot an Salz führt zu Ödemen (Wasserspeicherung im Ge-

webe), zu Kreislaufstörungen und Schleimhautentzündungen des Verdauungsapparates.
Es gibt Steinsalz, Siedesalz und Meersalz, die alle gleichwertig sind. Für natriumarme Kost verwende man „Diätsalze" oder „Kräuter"- bzw. „Selleriesalz". In Kropfgegenden unbedingt „jodiertes Salz" bevorzugen.

Getränke

Ein gesunder Mensch besitzt in seinem Durstge-   Durst
fühl einen natürlichen Gradmesser für den Mangel an Flüssigkeit. Im Kindesalter wird der Durst am schlechtesten, im höheren Alter am leichtesten ertragen. Es kommt vor, dass Erwachsene überhaupt kein Durstgefühl mehr empfinden, weil ihre Aufmerksamkeit viel zu sehr anderweitig konzentriert ist. Erst wenn der Wassermangel ein gewisses Maß überschritten hat, wird der Durst so quälend, dass er einzig und allein den Menschen beherrscht.

Auslöser für den Durst ist die zu geringe Speichelbildung. Wer über einen trockenen Mund klagt, ohne Durstgefühl zu empfinden, sollte dies bereits als Alarmzeichen für eine drohende Austrocknung werten und unverzüglich mehr und öfter trinken. Alle sind wir durch schleichende   Wasser-
Austrocknung der Organe und Gewebe gefährdet,   mangel
ob wir es wissen oder nicht, ob wir uns krank fühlen oder nicht.

Im Abschnitt „Wasserhaushalt" sind die einzelnen Stadien der Austrocknung geschildert. Schwere Störungen wie Verfettung, als Zeichen von sklerosierenden und gelosierenden Prozessen, die sich nicht nur im Unterhaut-Fettgewebe, sondern auch an den Sehnen und Gelenken abspielen, folgen. Hier ist auch die Entkalkung der Knochen zu nennen. Sie entsteht dadurch, dass der hohe „Säureberg", die Azidose, mit Hilfe des Knochenkalks beseitigt werden soll. Das führt frühzeitig zu Wirbelsäulenerkrankungen und zu Osteoporose (Knochenentkalkung). Die Verkalkung der Blutgefässe schliesslich ist als Arteriosklerose bekannt. Die durch sie ausgelösten Durchblutungsstörungen führen zu vielen Krankheiten wie Hirnsklerose, Angina pectoris, intermittierendes Hinken, „Raucherbein". Die Endphase dieser Entwicklung führt zur totalen System-Erkrankung von Drüsen, Gelenken und Nerven, des Lymphsystems und anderer Systeme, oder zum Zusammenbruch einzelner lebenswichtiger Organe wie Leber, Niere, Herz. Auch der Krebs muss hier genannt werden.

Das Zusammentreffen von Störungen im Wasser- und Säure-Basen-Haushalt ist somit die wichtigste Krankheitsursache, besonders aller Zivilisationskrankheiten.

Harn-ausscheidung Wer kontrollieren will, ob er genügend trinkt, kann dies am besten an der Menge der Harnausscheidung innerhalb 24 Stunden überprüfen. Sie soll täglich mindestens 1 Liter betragen. Dies ist besonders im Hinblick auf das Wohlbefinden älterer Menschen zu beachten.

Die Wassermenge darf nur allmählich erhöht werden. Am besten wird alle zwei oder drei Tage die gewohnte Trinkmenge um 1/8 bis 1/4 Liter erhöht. Dünne, hagere Menschen sollten etwas Salz zu sich nehmen, damit in ihrem Gewebe die Flüssigkeit gebunden werden kann. Übergewichtige Menschen sollten Kochsalz meiden, ebenso alle Reizstoffe wie Fleischbrühe, scharfe Sossen u.ä., weil sie zumeist sehr salzhaltig sind.

Jedes Anzeichen von Durst sollte so rasch wie möglich mit Trinken beantwortet werden, damit der Instinkt für die Aufnahme der notwendigen Flüssigkeit wiederhergestellt wird.

Durstgefühl

Was sollen wir trinken?

1. Klares reines Wasser und chemisch unverfälschtes Grund- oder Quellwasser sind am gesündesten. Man kann es zur Geschmacksverbesserung mit etwas Obstsaft mischen; an sich bedarf reines Wasser keiner Verbesserung. Die erfrischende Wirkung reinen Quellwassers, das überall wegen seiner „Gesundheit" empfohlen wird, beruht nämlich auf dem Gehalt an Mineral- und Spurenelementen, die das Wasser in den gesteinshaltigen, tiefen Schichten des Erdbodens löst und mitführt. Erst durch diese Substanzen gewinnt das Wasser seinen biologischen Wert. Im industriellen Zeitalter hat das Wasser als lebensnotwendiges Getränk viel von seiner ursprünglichen Qualität eingebüsst.

Quellwasser

Das in den Wasserwerken aufbereitete Wasser dagegen stammt mehr oder minder aus Oberflächenwassern von Flüssen und Seen, denen diese wichtigen Stoffe fehlen; darum ist solches Wasser minderwertig. Mineralstoffarmes

Leitungswasser

Wasser aber wirkt sich auf alle Lebensvorgänge im Gewebe - speziell von Pflanze, Tier und Mensch - schädlich aus, indem es speziell diese Stoffe aus den Zellen herauszieht; hierdurch wird die Spannung im Gewebe vermindert und die Zellen gehen schliesslich zugrunde.

Biosmon

Wasser, in dem nicht die ganze Skala der lebensnotwendigen Elemente enthalten ist, laugt bei der Zubereitung und beim Kochen auch unsere Nahrung aus. Auf diese Weise entziehen wir den Speisen unbemerkt zahlreiche Mineralstoffe beim Waschen, Einweichen und Kochen und verringern dadurch ihre Qualität.

Diesem Mangel kann durch Zusatz von BIOSMON, einem Mineralstoffgemisch (Reformhaus), abgeholfen werden. Man sollte es sich zur Gewohnheit machen, Leitungswasser regelmässig durch Biosmon aufzuwerten, sei es bei der Reinigung und Vorbereitung der Speisen oder beim Kochen selbst. Man brühe Tee und Kaffee grundsätzlich nur mit biosmonhaltigem Wasser auf und koche auch mit ebensolchem Wasser!

Zubereitung von Kräutertee

2. Ebenso sind die verschiedenen Kräutertees zu empfehlen. Die Zubereitung der Tees hängt von ihren Bestandteilen ab, ob Blüten, Früchte usw. Blüten und Blätter können mit kochendem Wasser überbrüht werden und sind nach 3 bis 5 Minuten trinkfertig. Besser ist es jedoch, wenn man sie kocht bis zum Aufwallen und danach

sofort abgiesst. Wurzeln, Früchte, Stengel, Rinde und Samen (Kümmel, Fenchel) sollen 3 bis 5 Minuten gekocht und sofort abgegossen werden. Grundsätzlich enthalten alle Teesorten sowohl basische als auch saure Substanzen. Durch den Brüh- und Kochprozess werden diese zusammen mit den ätherischen Duftstoffen herausgelöst, und zwar die basischen zuerst. Will man sich in erster Linie die neutralisierende Wirkung des Alkali zuführen, muss der Tee möglichst kurz nach dem Abgiessen getrunken werden, denn 4 Stunden später verliert er diese Wirkung. Zur Geschmacksverbesserung setzt man nach Bedarf Zitronensäure und ein wenig Honig zu.

Zur *Heil*wirkung unserer heimischen Kräutertees sollen noch einige wichtige Worte angeführt werden. Als Hausgetränke sind Kamille, Pfefferminz, Fenchel und andere Teesorten von altersher im täglichen Gebrauch. Sie dienen auch oft als „*erste Hilfe*", bis ein Arzt zur Stelle ist. Nun kann die kurmässige Anwendung dieser immer nützlichen, aber kaum je schädlichen Tees gleichzeitig mit dem Ausgleich des Wasserhaushaltes gekoppelt werden.

Heilwirkung des Kräutertees

Das sehr empfehlenswerte Buch: „Moderne Pflanzenheilkunde" von Dr. med. R.F. WEISS (Kneipp-Verlag) enthält zahlreiche Teerezepte. Besonders ältere Menschen, die unter dem Nachlassen der Kräfte zu leiden beginnen, finden hier wichtige Anregungen. Nachfolgend aus diesem Buch ein Teerezept zur Vorbeugung altersbedingter Herzstörungen:

„In einfachster Weise gibt man den Weissdorn in Form eines Tees, zweckmässig aus den Blüten und Blättern zu gleichen Teilen (Flores et Folia Crataegi), 1-2 Teelöffel auf 1 Tasse oder 1 Teeglas, mit heissem Wasser überbrühen, 10 Minuten ziehen lassen. Ein solcher Weissdorntee wird morgens zum Frühstück und abends vor dem Schlafengehen getrunken. Man tut gut, den Tee mit 1-2 Teelöffel Honig zu süssen, denn der Weissdorn hat fast keinen Eigengeschmack, und ausserdem ist der Honig bekanntermassen für das kranke Herz sehr nützlich. Bei nervöser Unruhe und bei der Neigung zu schlechtem Einschlafen bewährt es sich, dem Weissdorntee noch Melisse (Folia Melissae) hinzuzusetzen; man nimmt dann Weissdornblüten, Weissdornblätter und Melissenblätter zu gleichen Teilen, ebenfalls unter Zusatz von Honig".

Maurice MESSEGUE (Frankreich) bietet sowohl reichhaltige Literatur zu diesem Thema als auch ein umfassendes Teesortiment an. Sorgfältig hergestellte Tees liefert ausserdem:

Rudi Karscher GmbH & Co.
Werderplatz 41
7500 Karlsruhe
Telefon (0721) 606493

Hier können jederzeit frische, schonend gewonnene und getrocknete Tees von köstlichem Geschmack - allerdings teurer als im Supermarkt - bezogen werden.

Mineralwasser
3. Durst lässt sich auch mit Mineralwasser löschen. Die basischen Brunnen neutralisieren gleichzeitig die Azidose des verschlackten Körpers und leiten sie über die Nieren ab.

4. Limonaden, Cola- und Sprudelgetränke (künstlich) sollten wegen des hohen Kohlensäuregehaltes gemieden werden. Abgesehen davon, dass die Kohlensäure unnötig unseren Säuregehalt erhöht, bläht sie Magen und Darm stark auf und führt zu Völlegefühl, das sich bis zu Darmkrämpfen steigern kann. Die beliebten Vitamin-C-Brausegetränke haben die gleiche negative Wirkung.

Künstliche Limonaden, Obstsäfte

5. Unverdünnte Obstsäfte sind zu meiden (Gärung, siehe Kapitel „Obst").

Wann sollen wir trinken? Nicht während der Mahlzeit, da zu viel Flüssigkeit die Verdauungssäfte verdünnt. Grossen Durst sollte man nur bis höchstens eine halbe Stunde *vor* der Mahlzeit und frühestens wieder zwei Stunden danach stillen. Im Hinblick auf eine ungestörte Nachtruhe trinke man am Abend wenig. Ausserhalb dieser Zeiten kann so viel getrunken werden wie Bedürfnis besteht.

Einem normal kleinen Magen kann unbedenklich Flüssigkeit zugeführt werden. Auf der Magenstrasse rinnt sie rasch durch den Magen, passiert den Magenpförtner und wird im Dünndarm aufgesogen. Ein erschlaffter und darum grosser „Ankelhaken"-Magen verträgt grössere Mengen Flüssigkeit schlecht. Sie sinkt auf den Grund des Magens, bleibt dort wie ein Fremdkörper liegen und verursacht mehr oder minder starke Beschwerden. Weil der Körper diese Flüssigkeit

Trinkregeln bei erschlafftem Magen

nicht aufnehmen kann, besteht der Durst weiterhin und es wird noch mehr getrunken. Der Magen reagiert darauf mit noch grösserer Erschlaffung. In solchen Fällen gewinnt man zu recht den Eindruck, dass vieles Trinken schädlich ist.

Was lässt sich dagegen tun? Es empfiehlt sich, zum Trinken leicht verdauliche Speisen zu essen, sie sehr gut zu kauen und einzuspeicheln. Das regt die Motorik des Verdauungsapparates energisch an, und auch der erschlaffte Magen beginnt zu arbeiten. Die Flüssigkeit kommt auf diese Weise dem Körper zugute. Die Entleerung erschlaffter Mägen unterstützt man nach dem Trinken grösserer Flüssigkeitsmengen (z.B. morgendliches Bittersalz) durch Liegen auf der rechten Seite. Ein etwa auftretendes Völlegefühl verschwindet, weil die Flüssigkeit jetzt durch den rechts gelegenen Magenausgang den Magen gut verlassen kann.

Kalte und heiße Getränke

Getränke - heiss oder kalt?

Das ist in erster Linie eine Frage der Menge. Bei der Passage durch Mund und Speiseröhre werden heisse Getränke abgekühlt und kalte erwärmt, zum Beispiel von 63° auf 41 - 43° und von 1,7° auf 21 - 24° C. Wer zu heiss trink, verbrennt sich höchstens den Mund und wird darum von selbst aufhören. Ein Gesunder, der hin und wieder einen eiskalten Whisky, ein Glas eiskalter Milch oder eiskalten Saftes trinkt, wird nicht gleich krank werden. Einem Kranken sollte dies freilich nicht zugemutet werden, weil seine Regulationsmechanismen ebenfalls gestört sind. Wer dagegen häufig grössere Mengen eiskalter Milch aus dem Kühlschrank in sich hineingiesst, läuft leicht Gefahr, davon Durchfall oder andere Störungen des Magen-Darm-Kanals zu bekommen.

An dieser Stelle sollen drei basenüberschüssige Gemüsegetränke empfohlen werden. Sie bieten folgende Vorteile: gleichzeitige Unterstützung des Wasser- und Säure-Basen-Haushalts, sowie rasche Auffüllung der Mineralstoffe im Blut.

Basengetränk
(Dr. F. Biedermann, Stuttgart)

Verwendet werden:
Eine Zwiebel, Gurken, Zucchini (eine Kürbis-Art), Petersilie, Lauch, Karotten, grüne Kohlrabiblätter, 2 bis 3 rohe Kartoffeln mit Schale, 2 Tomaten, Blumenkohlblätter mit Blumenkohlresten, Radieschenkraut (man verwende, was der Jahreszeit entspricht).

Zubereitung:
Man nehme auf 1 kg Gemüse 3 Liter Wasser, dazu eine Prise Meersalz. Zwiebeln mit Schale und Tomatenstückchen in heißem Öl (am besten Sesamöl) andünsten. Das inzwischen gut gebürstete, ungeschälte Gemüse wird grob zerschnitten dazugegeben und mit angedünstet. Dann füllt man drei Liter Wasser auf und läßt es zwei Stunden auf kleiner Flamme kochen. Das Basengetränk als Trinkbrühe wird durch ein Sieb gegossen und mit „Cenovia-Hefe-Extrakt" oder „Vitamin-R salzlos" (oder mit Salz, Nachfülldose 100 g) und mit Kräuterpulver, wie Petersilie, Basilikum oder „Alete-Gewürz", „Weleda-Gewürzständer", „Lorcher Gewürze" nach Belieben gewürzt. Schnittlauch oder Tomaten oder Tomatenketchup können zur Abwechslung auch hinzugegeben werden. Zum „Nachsalzen" verwende man nur Meersalz oder Titrosalz.

Bitte auch einen Teelöffel (gehäuft) „Basika", „Alpan" oder andere chemische basische Präparate dazu mischen!

Das Basengetränk hat den Vorteil, uns Alkali *direkt* aus pflanzlichen Nahrungsmitteln zuzuführen, ohne daß wir uns mit

Zellulose belasten. Es liefert zugleich ein erfrischendes und wohlschmeckendes Getränk und unterstützt, wie die Mineralbrunnen, die Ausschwemmung der Schlacken. Man trinkt es über den Tag verteilt, jeweils ¼ Liter, leicht angewärmt, 10 - 30 Minuten vor jeder Mahlzeit.

Basenüberschüssiger Gemüsetrank als Hausmittel

1. Zusammensetzung:
Etwa 1 Liter Wasser
2 mittlere Kartoffeln waschen und mit Schale in Stücke schneiden
2 knappe Eßlöffel Leinsamenkörner
2 Teelöffel Kümmelkörner
20 Minuten kochen, dann abseihen
über den Tag verteilen, warm trinken; als Erstes morgens ca. ¼ - ½ Stunde vor dem Frühstück; als Letztes abends, den Rest tagsüber.
Das Ganze etwa 4 - 6 Wochen konsequent, dann bei Bedarf als Morgengetränk beibehalten.

2. Wirkungsweise:
Wasser: Harntreibend
Kartoffel: Entsäuernd
Leinsamen: Schleimhautpflegend und entzündungswidrig
Kümmel: Entblähend.

Die Grundzusammensetzung kann ergänzt werden durch Sellerie, Möhren, Spargelschalen, Petersilienwurzel, Küchen- und Wildkräuter.
Je weniger künstgedüngt die Bestandteile sind, desto besser.

Gemüsebrühe

Zutaten:
Zwiebeln, Gemüse und Gewürzpflanzen (Petersilie, Schnittlauch, Dill u.a.) nach Jahreszeit. Zum Gemüse zählen im weitesten Sinne alle pflanzlichen Produkte, alle Blatt-, Stengel- und Wurzelgemüse, Kartoffeln und Tomaten.

Zubereitung:
Zerschnittene Zwiebeln leicht in Fett andünsten, bräunen. (Fett dient der Erhaltung fettlöslicher Vitamine; Gallen- und Leberkranke sollten jedoch kein Fett nehmen).
Wasser zugiessen im Verhältnis 1 : 3 (1/3 Gemüse, 2/3 Wasser) und zum Kochen bringen. Die Gemüse und Gewürzpflanzen zufügen. 15 - 20 Minuten garen. Nach dieser Kochzeit ist die Brühe *basenüberschüssig.* Wer die in dem Gemüse verbleibenden restlichen Vitamine und die Mineralien gewinnen will, kann nochmals die gleiche Menge Wasser zufügen und weiterkochen lassen. Diese Brühe ist *säureüberschüssig,* weil die Basen sich schon im ersten Kochwasser gelöst hatten.
Die zweite Brühe ist sehr mineralreich und ergibt mit frischen Kräutern, Gewürzen und Hefeextrakt noch ein schmackhaftes Getränk.

Das Gemüse ist nun soweit ausgekocht, dass es nur noch Cellulose enthält. Es ist darum für die menschliche Ernährung kaum noch verwendbar und eignet sich höchstens zur Verfütterung an Tiere.

Soll die Brühe *Heil*zwecken dienen, so ist sie kurz nach dem Abgiessen zu trinken (siehe Teezubereitung). Zur Krankheits-*Vorbeugung* nach dem Kochen die Hälfte der Gemüse fortnehmen und den Rest mit der Brühe essen.

Flüssigkeitsbedarf
Wieviel sollen wir trinken?
Zuviel Flüssigkeit wird höchstens in extremen Fällen bei wissenschaftlichen Untersuchungen aufgenommen werden. Die Erfahrung zeigt, dass der Mensch enorme Wassermengen vollständig ausscheiden kann (Biertrinker). Sehr überhöhte Wasserzufuhr allerdings führt zum Krankheitsbild der *Wasservergiftung,* verbunden mit hohen Kochsalzverlusten und tiefgreifenden Störungen des Eiweißstoffwechsels. Die einzelnen Symtome bestehen anfangs in Kopfschmerzen, Schwindel, Übelkeit, später in Sehstörungen, Durchfällen, Speichelfluss, vermehrter Schweissabgabe und allgemeiner Hinfälligkeit. Alles Zuviel ist eben schädlich! Beim Trinken von maximal *zwei Litern* Flüssigkeit pro Tag, einschliesslich der verdeckten Flüssigkeitsmenge, wird es wohl kaum zu diesen Beschwerden kommen.

Wenn es doch der Fall sein sollte, ist der Arzt aufzusuchen! Zuletzt noch einiges zu zwei Einwenden, die immer wieder gemacht werden:
1. das zuviel Flüssigkeit das Blut verdünne, und
2. dass Flüssigkeit den Körper *dick mache.*

Zu 1.

Eine zu grosse Verdünnung des Blutes durch Trinken kann es praktisch überhaupt nicht geben, weil die Nieren sofort das überschüssige Wasser ausscheiden. Jeder Biertrinker kann sich leicht davon überzeugen. Es ist im Gegenteil erforderlich, dass das Blut „verdünnt" wird, besonders bei allen Arten von Entschlackungskuren. Denn dann strömen aus den gifthaltigen Depots des Körpers die verschiedenartigsten Stoffwechselschlacken in Blut und Lymphe ab und dicken sie gleichsam ein. Darum muss gerade bei allen Reinigungskuren viel Flüssigkeit getrunken werden.

Verdünnt Flüssigkeit das Blut?

Zu 2.

Die Entwicklung des Fettgewebes ist, wie schon früher beschrieben, Folge von Zell-Degeneration und Folge der Übersäuerung des Körpers. Das Fettgewebe jedoch ist ein sehr träge reagierendes Gewebe, die Durchblutung und der Lympstrom sind hier auf ein Minimum heruntergesetzt. Die Verhärtung (Gelosierung) dieser Partien trägt weiter dazu bei, dass „Bewässerung" schlechte Bedingungen findet. Wenn ein Mensch mit derartigen Störungen plötzlich viel mehr als normal trinkt, werden diese Bezirke nicht richtig durchströmt, sondern in ihnen tritt die Flüssigkeit gleichsam über die Ufer. Das Dickwerden solcher Menschen ist praktisch eine Überschwemmung des Fettgewebes durch Lymphflüssigkeit. Das Fettpolster wirkt dann weich und schwammig.

Macht zuviel Flüssigkeit dick?

In solchen Fällen muss zur Unterstützung der „Ausleitung" folgendes geschehen:
Zuerst muss die Zufuhr von Säuren (durch Fasten, Entschlackungskur) gestoppt, anschliessend durch physikalische Methoden (Bewegung, Massage, Sauna) die Durchblutung des erkrankten Fettgewebes verbessert werden. Zuletzt kann die Zufuhr von Flüssigkeit einsetzen. In dieser Reihenfolge wird mehr Trinken auch bei dicken Menschen nicht zum Dickerwerden, sondern zum Abnehmen führen.

Zusammenfassung:
1. Hauptbestandteil des Körpers ist Flüssigkeit, je nach Alter verschieden, über 90 % beim Säugling, 60 % im Alter. Flüssigkeitsmangel ist daher Krankheitsursache Nummer Eins!
2. Jede Krankheit ist mit Störungen des Wasserhaushalts gekoppelt, daher wichtigstes „Medikament": reichliche Flüssigkeitszufuhr!
3. Bei fehlender Flüssigkeit Gefahr der „Austrocknung" aller Gewebe. Folgen: sämtliche bekannten degenerativen Erkrankungen wegen Gewebsübersäuerung.
4. „Krankheitsträchtige" oder scheingesunde Menschen bedürfen zur „Entschlackung" auf jeden Fall vermehrter Flüssigkeitszufuhr, verbunden mit Basenzufuhr (durch Gemüse, Obst oder Medikamente).
5. Für die nötige Wassermenge gilt der Grundsatz: „Du brauchst mehr als du denkst" („mehr als du Durst hast").

6. Empfehlenswerte Getränke: **Alkalische, salinische Wasser, basische Tees, reines Quell- und Brunnenwasser, verdünnte Obst- und Gemüsesäfte.**
7. Geeignete Zeit zum Trinken: Möglichst bis ½ Stunde vor dem Essen und wieder beginnend zwei Stunden nach dem Essen. „Organzeit" der Nieren 15.00 - 17.00 Uhr, zu dieser Zeit bei Bedarf besonders reichlich trinken (Nierensteine!).

Meide:
Kohlensäurehaltige Getränke (Sprudel) und sämtliche „Brausen", auch wenn sie Vitamin-C-haltig sind. Vorsicht vor Speiseeis und sämtlichen „eis"-gekühlten Getränken.

Genussmittel

Genussmittel sollten, wie der Name sagt, dem Genuss und nicht dem täglichen Bedarf dienen. Woran liegt es, dass ursprüngliche Ausnahmen zur täglichen Gewohnheit geworden sind? Verführt uns die Reaktion des Körpers dazu? Ja, jede Zelle bedarf zur Tätigkeit eines Reizes. Zur Erzeugung von Reizen gibt es im Körper mehrere *natürliche* Mechanismen. Die Bedeutung der Genussmittel liegt darin, dass sie eine belebende Wirkung hervorrufen mit Hilfe *unnatürlicher* Reize. Normalerweise steht jede Zelle unter einer gewissen Anfangs-Reizspannung (wir nennen sie ihren „Tonus"). Diese wird vom vegetativen Nervensystem gesteuert. Ist das Vegetativum „gereizt" (wir nennen einen solchen Zustand „nervös"), so ist auch der Tonus jeder Einzelzelle erhöht.

[Marginalie: Natürliche und unnatürliche Reize]

Die meisten Menschen stehen heute unter einem zu hohen Anfangstonus, der aus der angespannten allgemeinen und privaten Atmosphäre ihres Lebensraums herrührt. Darum steht auch das Nervensystem (und mit ihm jede Zelle) von vornherein unter einer erhöhten Anfangsspannung.

Die Zelle ist nicht unbegrenzt imstande, neue Reize zu beantworten. In den Anfangsstadien folgt jedem Reizimpuls eine spannungserhöhende belebende Wirkung. Nach einer gewissen Zeit aber vermag die Zelle, trotz weiterer Steigerung der Reize, den Tonus nicht weiter zu erhöhen. Sie ermüdet, und das ist gleichbedeutend mit ständigem Absinken des Tonus, bis hin zur Erschöpfung und endlich zur völligen Reaktionsunfähigkeit und vollständigen Lähmung. Diese Möglichkeit nutzen wir bei der Narkose. Steigt der Reiz über das Lähmungsstadium weiterhin an, geht die Lähmung, der Tot-Stell-Reflex der Zelle, in Tod über. Die Zelle geht zugrunde.

Viele Menschen befinden sich heute auf Grund der ständigen Reizüberflutung dauernd in der zweiten und dritten Phase, der der Ermüdung und der Erschlaffung: sie haben einen „zu niedrigen Tonus". Darum nehmen Müdigkeit, niedriger Blutdruck, Konzentrationsschwäche, Schlafstörungen zu - lauter Anzeichen chronischer Erschöpfung. Das ist der Ausgangspunkt einer immer weiter mahlenden Mühle und damit der ständig wachsenden Flut von Krankheiten. Anstatt den Zellen durch Ruhe Gelegenheit zum „Abschalten" zu geben, reizen wir sie künstlich immer von neuem mit Tabak, Kaffee, Tee, Alkohol und anderen „Genussmitteln". Das vegetative Nervensystem reagiert darauf wie ein müdes Pferd auf die Peitsche. Es zieht den zu schwer gewordenen Karren weiter: Der Karren kommt zwar ein Stückchen voran, das Pferd aber nähert sich mit jedem Schritt weiter dem völligen Zusammenbruch, weil es die letzten Reserven aus sich herausholt. Dieser Vergleich trifft genau das Verhältnis unseres Körpers zu den „Genussmitteln".

Reizüberflutung und Abgespanntheit

Die entscheidende Frage ist, wann wir uns ein Genussmittel zuführen dürfen und wann nicht.

Wer eine normale, gesunde Anfangsspannung hat, kann sich ohne Schaden neuen Reizen aussetzen. Wer dagegen müde und „abgespannt" ist, sollte Genussmittel meiden. Das Verführerische der Genussmittel liegt ja gerade darin, dass sie uns eine Zunahme der Leistungsfähigkeit vortäuschen! Die künstliche Aktivität bezahlen wir mit einer immer grösser werdenden Erschöpfung. Wir dürfen nicht vergessen, dass das Gefühl der Müdigkeit ein normales, geradezu spezifisches Zeichen für die Erholungsbedürftigkeit unserer Zellen ist. Nur durch normale Ruhepausen können wir den abgesunkenen Tonus wieder auf den Normalstand bringen.

Berücksichtigen wir diese Zusammenhänge nicht, sondern reizen die ermüdete Zelle weiter so, hält die belebende Wirkung immer weniger lange an, die Müdigkeit nimmt ständig zu, und wir brauchen immer stärkere Reize, bis überhaupt eine Belebung eintritt. Dieses Spiel können wir bis zur völligen Erschöpfung weitertreiben, bis zu dem Punkt, wo das vegetative Nervensystem zusammenbricht, bis zur Lähmung. Der Organismus spielt den „Nervenzusammenbruch" als letzten Trumpf aus, um wenigstens auf diese Weise die notwendige Erholung zu erreichen.

Nach dieser allgemeinen Betrachtung erübrigt sich das Aufzählen der schädlichen Einflüsse der verschiedenen Genussmittel. In Maßen genossen, verträgt sie jeder gesunde Mensch.

Das erste Anzeichen der beginnenden Schädlichkeit ist das ständige Bedürfnis nach einem Genussmittel. Vom Bedürfnis zur Sucht ist oft nur ein kleiner Schritt! Sowohl Bedürfnis als auch Sucht sind Beweise dafür, dass die Grenzen der Unschädlichkeit längst überschritten sind. Zu den vielfältigen schädlichen Folgen übertriebenen Genussmittel-Konsums könnte man die Anfälligkeit für eine Reihe von Krankheiten nennen: Angina pectoris, Magen- und Zwölffingerdarm-Geschwür, Krebs sind wohl die bekanntesten, abgesehen von der schon beschriebenen, immer weiter fortschreitenden allgemeinen „Erschöpfung".

Bedürfnis und Sucht

Im folgenden werden die Genussmittel einzeln behandelt. Die gegenwärtige Gesellschaft ist so wenig über die Wirkung der Genussmittel aufgeklärt, und zu viele Menschen sind auf ihren regelmässigen Gebrauch eingestellt, dass es auch Einsichtigen fast unmöglich ist, sich dem allgemeinen Sog zu entziehen, ohne unangenehm aufzufallen. Wer den Mut und die Kraft aufbringt, gegegen den Strom zu schwimmen, bezahlt es oft mit Spott, Ablehnung oder sogar völliger Einsamkeit. Es gehört eine konsequente Haltung zur täglichen Entscheidung in diesen Fragen; darum sollten dem Arzt zur Aufklärung dieses wahrhaft „brennenden" Fragenkomplexes einige grundsätzliche Bemerkungen gestattet sein.

1. Nikotin

Es steht ohne Zweifel fest, dass Nikotin ein reines Gift ist. Im Falle des Nikotins darf es keine

Nikotin

Kompromisse geben! Die Autorin hat noch keinen Menschen mit ungeschmälertem erstem Rauchgenuss erlebt! Jedermann hat die erste Zigarette oder Pfeife mit allen Zeichen einer echten Vergiftung bezahlt, ohne Ausnahme. Im Gegensatz zu anderen Genussmitteln ist Nikotin auch in kleinsten Dosen gefährlich. Ein verantwortungsbewußter Arzt sollte daher dem Nikotinkonsum gegenüber keine Nachsicht zeigen.

Untersuchungen bei Rauchern haben ergeben, dass schon während des Rauchens der ersten halben Zigarette die Blutgefässe sich verengen, in den Armen bis zum Ellenbogen und in den Beinen bis zum Knie. In allen peripheren Gebieten verschlechtert sich die Durchblutung ausserordentlich. Kribbeln, Einschlafen oder sonstige fremdartige Empfindungen in Armen und Beinen signalisieren erste warnende Störungen. Werden sie übersehen, bleibt es nicht bei der beschriebenen Verengung der Gefässe, sondern in den befallenen Gebieten ist auch die Ernährung der Zellen nicht mehr gewährleistet; sie erkranken oder sterben schliesslich ganz ab.

Die schädliche Wirkung des Nikotins hängt mehr als bei den übrigen Genussmitteln von der Ermüdung des betreffenden Individuums ab. Je grösser die Erschöpfung, desto schlechter wird das Nikotin vertragen und desto stärker ist die Giftwirkung. Es wäre besser, würden die unangenehmen Erstwirkungen des Rauchens jedesmal erneut auftreten; viele Menschen wären dann erst gar nicht zu Rauchern geworden. Die scheinbare Gewöhnung an das Nikotin spricht nur für die erstaunliche Anpassungsfähigkeit unseres Körpers, aber niemals für die Unschädlichkeit des Rauchens.

Allgemein ist bekannt, dass Nikotin süchtig macht. Experimente an Hunden haben diese Tatsache einwandfrei bewiesen: Hunde, die sich zunächst gegen das Inhalieren von Nikotin sträubten, bettelten später darum.

Aus diesem Grunde sollte Nikotinabhängigkeit genauso als Krankheit bezeichnet und ebenso intensiv behandelt werden wie Alkoholismus.

2. Alkohol

Die schädliche Wirkung des Alkohols äussert sich anders als die des Nikotins. Während das Nikotin das periphere Nervensystem angreift, wirkt sich Alkohol auf das Zentrale Nervensystem aus. Abgesehen von dem scharfen Geschmack beim ersten Probieren hochprozentigen Alkohols sind keine unangenehmen Wirkungen bekannt; im Gegenteil, der Alkohol führt zu einem Gefühl seelischer Belebung und Lockerung. Er löst Hemmungen, so dass der Arzt ihn in geringen Mengen zur Entkrampfung und Entspannung verordnet. Auch hier hängt der Grad der Verträglichkeit vom allgemeinen Ermüdungszustand ab: je grösser die Ermüdung, desto weniger Alkohol wird vertragen!

Alkohol

Der Alkohol übt eine spezifische Nebenwirkung auf unseren Willen aus. Es ist unbestritten, dass Alkohol das Verantwortungsgefühl beeinträchtigt und die Kritikfähigkeit einschränkt. Es gibt besonders prädisponierte Menschen, bei denen schon wenige Tropfen Alkohol dazu führen, dass sie nicht mehr wissen, wieviel Alkohol sie vertragen; die durch Alkohol erzeugte euphorische Stimmung (man sieht alles wie durch eine rosarote Brille), die beim Gesunden ungefährlich ist, verändert bei ihnen den Bewusstseinszustand bis zum völligen Erinnerungsverlust, so dass die Persönlichkeitskontrolle zusammenbricht. In solchen Fällen sind keine Kompromisse erlaubt. Man erkennt solche Menschen unter anderem daran, dass sie gern allein trinken, nicht nur in Gesellschaft. Sie bilden die Gruppe der ausgesprochen süchtigen Alkoholiker. Für sie gibt es nur den einen Ausweg: Keinen Tropfen Alkohol mehr!

Wer zu den Alkoholikern gehört und nicht durch einen glücklichen Zufall durch eigene Kraft aus diesem Teufelskreis herauskommt, sollte Anschluss an die Organisation der ,,Anonymen Alkoholiker" suchen. Ihre Mitglieder helfen sich selbst, indem sie andere in ihrer Gruppe vor neuem Alkoholgenuss schützen. Eine der Anschriften der Anonymen Alkoholiker lautet:
A.A.-Gruppe, Schwabenstrasse 44, 6000 Frankfurt.
Dort erfährt jeder Interessierte die Adresse von entsprechenden Gruppen in anderen Städten und kann Informationsmaterial anfordern.

Welcher Alkohol ist „empfehlenswert"? Alkohol entsteht durch Gärung. Gärung ist ein Feind des Verdauungsapparats. Nur reiner, gut ausgegorener Wein oder Weinbrand ist wirklich bekömmlich. Wein darf nicht süss schmecken, weil süsser Wein im Darm ebenfalls in Gärung übergeht und hinterher Kopfschmerzen, Benommenheit und Müdigkeit zur Folge hat. Das gilt besonders für Südweine und Liköre. Relativ verträglich ist Rotwein, der ausserdem auf Grund des in ihm enthaltenen roten Farbstoffs ähnlich günstig wie Rote-Beete-Saft wirkt. *(Wein und Weinbrand)*

Klarer Weinbrand in kleinen Mengen wird sogar von leicht Magenkranken vertragen. Diese lehnen Wein, besonders Weisswein, ab (ausgenommen guten Moselwein).

Ein besonderes Kapitel ist das Bier; hier gehen die Meinungen weit auseinander. Manche Ärzte verordnen es geradezu bei Nieren- und Gichtkranken und bei vegetativ gestörten Patienten. Wegen der beruhigenden Wirkung des Hopfens wird Bier auch gern vor dem Einschlafen getrunken. Man liest sogar von der „Heilwirkung" des Biers. Was weiss der Arzt dazu zu sagen? *(Bier)*

Es ist erwiesen, dass regelmässiger Biergenuss mindestens vier Nachteile hat:
1. wirkt Bier wie jede indifferente Flüssigkeit auf den Magen; es weitet ihn aus, führt zur Erschlaffung der Magenwände und damit zur Magenvergrösserung,

2. entwickelt sich durch zwei Unsitten eine chronische Gastritis, wenn das Bier nämlich a) nüchtern und b) direkt aus dem Kühlschrank getrunken wird. Beides begünstigt Magenschleimhautentzündung,
3. quillt das Bindegewebe unseres Körpers auf. Das führt zu Stauungen in den Lymphbahnen und zur Störung der peripheren Blut-Strombahnen. Besonders augenfällig ist diese Wirkung an der Entwicklung des Fettgewebes. Bereits zwei Flaschen Bier zeigen nach 24 Stunden im Bindegewebe diesen Quelleffekt. Ohne Massage dauert es einige Tage, bis er zurückgeht, vorausgesetzt, dass in der Zwischenzeit kein neues Bier getrunken wird. Wird weiter Bier zugeführt, geht das Bindegewebe in „fettige Degeneration" über (siehe Fett);
4. enthält Bier („Nährbier") fast ebensoviel Kalorien wie Milch. Reichlicher Biergenuß führt allein schon dadurch zur Gewichtszunahme. Wer würde auf den Gedanken kommen, jeden Abend zwei Liter Milch zu trinken, es sei denn, er wolle sich mästen. Die Gewichtszunahme vieler stillender Mütter ist auf dieses „Nährbier" zurückzuführen.

Folglich entsteht das Fettpolster des Biertrinkers durch ständigen Biergenuß. Beobachtungen aus der Massage-Praxis führen zu dem Schluß, dass sich eine Flasche Bier pro Tag höchstens, selbst bei Menschen mit normalem Fett- und Bindegewebe, nicht negativ auswirkt. Wer aus gesundheitlichen Gründen viel trinken soll (Nieren- und chronisch Stoffwechselkranke), der greife zu anderen Getränken. Bier ist ein „Genuß"-mittel und darum nur in Maßen zu „geniessen".

3. Kaffee und Tee

Kaffee und Tee müssen besonders differenziert beurteilt werden, weil beide Genussmittel auch als Heilmittel für Herz- und Kreislaufgestörte Verwendung finden. Der belebende Effekt beider zeigt zunächst keine Nebenwirkungen; so haben sich Kaffee und Tee einen festen Platz in unserem Speiseplan erobert.

Kaffee

Bei Kaffee treten schädliche Nebenwirkungen relativ selten auf. Die Ausnahmen beruhen wahrscheinlich auf Überempfindlichkeit gegenüber dem Koffein, der wirksamen Substanz des Kaffees, und den Röststoffen. Auf Tee, dessen wirksame Substanz das Thein chemisch der des Koffeins gleicht, wird normal reagiert. Die Überempfindlichkeit gegenüber Koffein äussert sich zunächst in einer übermässigen Erregbarkeit des Nervensystems und anschliessender Schlafstörung. Nach etwa 12 Stunden ist der Höhepunkt erreicht. Dann kommt es zu erheblichen Herzbeschwerden. Mit Absinken des Koffein-Spiegels im Blut klingen diese Beschwerden langsam ab und münden in einen allgemeinen Erschöpfungszustand. Wer diese Symptome nach Kaffeegenuss bei sich beobachtet, meide ihn auf jeden Fall, denn Kaffee wirkt auf ihn „toxisch" (giftig). Auch wenn ihm Medikamente verordnet werden

(Schmerzmittel), sollte er darauf achten, dass sie frei von Koffein sind.

Als Getränk sehr beliebt ist der schwarze, „echte" *Tee*. Worin liegt der Unterschied zum Kaffee, da beide doch den gleichen belebenden Wirkstoff enthalten? Neueste Forschungen haben im Tee einen zweiten wichtigen Heilfaktor, das Theanin entdeckt, das krampflösende Eigenschaften besitzt. Dieser wirkt dem belebenden dergestalt entgegen, dass die starke Anregung gebremst wird und nur eine abgeschwächte, milde Belebung übrig bleibt; darum wird Tee zumeist besser als Kaffee vertragen.

Ganz unbekannt war bisher die ausgesprochen vorbeugende Wirkung des Tees auf Arterienverkalkung. Tierversuche haben eindeutig bewiesen, dass das geringe Vorkommen dieser Erkrankung in China auf den regelmässigen Genuss schwarzen Tees zurückzuführen ist. Eine bestehende Arteriosklerose allerdings kann damit nicht mehr beseitigt werden.
Den Tee sollte man demnach nur bedingt zu den eigentlichen Genussmitteln zählen!

Für Kaffee und Tee gelten im übrigen die allgemeinen Hinweise zum Gebrauch der Genussmittel.

Zusammenfassung:
Genussmittel dienen dem „Genuss" und nicht der Ernährung. Die Wirkung geht von der bele-

benden, „anfeuernden" Kraft dieser Stoffe aus. Wegen der Gefahr zu starker „Anfeuerung" (und damit Zerstörung der Zellen!) sollte ihr Konsum nur Gesunden vorbehalten bleiben, in vorsichtiger Dosierung sind sie als Medikament (den Arzt fragen) auch für Kranke geeignet. Für Überlastete oder überarbeitete Menschen sind Genussmittel Gift, weil sie durch ihre belebende Wirkung die ermüdeten Zellen in einen Erschöpfungszustand, bis zum „Nervenzusammenbruch" treiben.

Nikotin ist ein reines Nervengift ohne jene gewissen Heilwirkungen, die andere „Genussmittel" haben; es verursacht Durchblutungsstörungen in Organen und Geweben und führt schliesslich zu zahlreichen Erkrankungen wie Angina pectoris, Magen- und Zwölffingerdarmgeschwüre, intermittierendes Hinken, Gangrän (Abfaulen von Zehen und Fingern) und zu Krebs (besonders der Atmungsorgane).
Absolut schädlich, also keine Kompromisse gestattet.

Alkohol ist das verbreitetste Genussmittel auf der ganzen Welt, beliebt wegen der enthemmenden und zugleich anregenden Wirkung. Maßvoller, auf den einzelnen abgestimmter Alkoholgenuß zeigt bei Gesunden keinerlei Nebenwirkungen. Übermässiger Alkoholkonsum führt nach und nach zum Verlust der geistigen und seelischen Kontrolle. Gefahr der Übererregung des zentralen Nervensystems (Gehirn) bis zur Lähmung der Nervenzellen (Bewusstseinsverlust, Delirium und Halluzinationen).

Bevorzuge:
gut ausgegorene *Weine* und Weinbrand.

Meide:
süsse, schwere Weine und Liköre, besonders zu Kohlenhydratmahlzeiten (wegen der Gärung). *Bier* wirkt in kleinen Mengen beruhigend (Hopfen) und durststillend. Grössere Mengen (mehr als 2 Flaschen) stiften Schaden, weil Bier folgendes verursacht:
1. Magenerschlaffung und -erweiterung (Bierbauch)
2. Magenschleimhautentzündung
3. Quellung des Bindegewebes (Dickwerden)
4. Kalorienüberschuss
5. Suchtgefahr.

Darum besser nicht die „erlaubten" zwei Flaschen Bier täglich trinken.

Kaffee und *Tee* wirken von allen Genussmitteln am ehesten als Medizin, führen jedoch wegen der stark belebenden Wirkung zur Selbsttäuschung bei chronischer Müdigkeit. Lieber schlafen anstatt sich „aufzupulvern".
Am Morgen genossen, geringste Schädlichkeit! Am Nachmittag möglichst meiden wegen der „toxischen" (giftigen) Wirkung des Koffeins (Schlaflosigkeit, Herzbeschwerden). Den Arzt fragen, wenn Kaffee und Tee als Medikament verwendet werden sollen.

Nachwort und Danksagung

Es ist schwierig, für das vorliegende Buch ein angemessenes Nachwort zu finden, denn es enthält nicht nur eine Abhandlung über natürliche Ernährung, sondern auch zwischen den Zeilen eine Botschaft, die jedem nachdenklichen Leser mehr oder minder deutlich bewußt wird.

Wer sie begriffen hat, kleidet sie zumeist in folgende Worte: „Ich verstehe sehr gut die Ansichten dieses Buches und kann ihnen zustimmen. Aber wie soll ich den Forderungen entsprechen, die sich für mich und die Allgemeinheit daraus ergeben? Ist es in der modernen Welt überhaupt noch möglich, sich gesund zu ernähren; kommen nicht alle Anstrengungen schon zu spät?" Erschrecken oder Resignation breiten sich in jedem Menschen aus, der die Botschaft verstanden hat.

Es ist in der Tat wahr, daß eine natürliche und damit gesunde Ernährung unter den gegenwärtigen Umständen kaum noch möglich ist, wenn nicht jeder einzelne sich für eine Änderung auf dem Gebiet der Ernährung (und damit auf vielen anderen auch) persönlich verantwortlich fühlt, wenn er nicht seine ganze Phantasie und Entschlossenheit einsetzt, um neue, richtigere Wege zu finden und wenn er nicht bereit ist, selbst eigene erste Schritte zu gehen. Der Mensch ist leider so beschaffen, daß er nur dem Zwange der Notwendigkeit zu folgen bereit ist. Das angeborne Trägheitsgesetz steht ihm dabei im Wege. Doch wie groß muß die

Not noch weiter ansteigen, bis der Mensch sich dem Selbsterhaltungstriebe folgend um-wendet? Not-wendigkeit: - wem sind diese Zusammenhänge noch klar?

Wer sich aufmerksamen Sinnes in der heutigen Welt umschaut, sieht schon mancherlei hoffnungsvolle Ansätzue, die in eine neue Richtung weisen. Doch nicht alles, was sich „alternativ" gebärdet, muß darum schon richtig sein! Im Gegenteil, es kann die Krise nur verschärfen, wenn es nicht von den richtigen Sachkenntnissen und Erfahrungen getragen ist.

An diesem Punkt liegt - neben allem Sachlichen - der Auftrag dieses Buches. Es möchte die in der Arztpraxis gewonnenen Erfahrungen und die sich daraus ergebenden fundamentalen Grundsätze über natürliche und gesunde Ernährung der Öffentlichkeit vorlegen, damit sie an der richtigen Stelle zum Tragen kommen.

Diesen Wunsch hatten auch alle die vielen Helfer, die zur Entstehung dieses Buches beigetragen haben, in erster Linie alle leidenden Menschen, die sich meiner ärztlichen Führung anvertraut hatten. Sie sind mit mir gemeinsam den Weg der Besserung - und wenn möglich - der Heilung gegangen. Sie haben mir mit den vielen Einzelbeobachtungen und -erfahrungen gedient und Schritt für Schritt weiter geholfen. Ihnen gilt in erster Linie mein Dank. Ein guter Arzt braucht gute Patienten!

Sie haben mir nicht nur mit ihren Behandlungs-Ergebnissen beigestanden, sondern viele haben bei der Herausgabe des Buches tatkräftig, oft unter Opfern an Zeit und Kraft, mitgewirkt, in erster Linie Gertrud Kegreis, die das Manuskript in die Maschine geschrieben und die ersten Korrekturen gelesen hat. Ferner Arnold Heinemann, Margret Aich, Marga Schmidt, Helmut Löwentraut-Motschull, Felix Fordinal - um nur einige Namen von den vielen zu nennen. Man mag mir verzeihen, wenn ich nicht jeden einzelnen namentlich aufgezählt habe: Dennoch weiß ich mich in Ihrer aller Schuld. Ohne die intensive Mitarbeit der namenlosen vielen wäre das Buch nie zustande gekommen.

Besonders aber danke ich dem Verleger, der das Risiko auf sich nahm, mein Buch zu drucken, obgleich es auf dem Markt von Ernährungsbüchern geradezu überfliesst. Sein Entschluß verhalf mir, angesichts dieser Bücherflut, mich nicht in Resignation zurückzuziehen. Es erlegte mir die Verpflichtung auf, meinem Plan treu zu bleiben, einen Leitfaden für jedermann zu schreiben, der sich um eine naturgemäße und gesunde Ernährung bemüht.
Danke!

Dr. med. Renate Collier
2280 Westerland/Sylt

Im September 1982

Inhalt Band I

Vorwort	7
Einleitung	9
Was ist natürliche Ernährung?	15
Unterschied zwischen roher und gekochter Kost	23
Die Rolle der Darmbakterien	29
Die gegenwärtige Situation des Menschen und ihre Folgen für die Ernährung	35
Streßfaktoren, vegetative Ermüdung und Ernährung	45
Allgemeine Richtlinien für die gesunde Ernährung	61
Die Hay'sche Trennkost	85
Stoffwechsel	89
Wasserhaushalt	94
Säure-Basen-Haushalt	98
Basenkost	103
Vitamine	109
Mineralien	130
Mikroorganismen	143
Gift in der Nahrung	154
Unverträglichkeit natürlicher Ernährung	201
Übergang zur natürlichen Ernährung	205
Kleiner Kochlehrgang	214
Literaturangaben	227

Register - Stichwortverzeichnis

Band Seite

Basenkost

Einhaltung des Säure-Basen-Gleichgewichts	I	103
Säureüberschüssige Gemüse	I	104
Entsäuerung	I	105
Heilkrisen	I	105
Alkalose	I	106
Basenzufuhr	I	107

Breie

Schrotbreie	II	88
Verträglichkeit gesunder Nahrungsmittel	II	88
Zusammenpassende Nahrungsmittel	II	91
Kollath-Frühstück	II	92
Bircher-Müsli	II	93

Brot

Eigenschaften des gesunden Brotes	II	84
Eigene Brotbäckerei	II	86
Schnitzer Backlehrgänge	II	86

Darmbakterien

Rolle der Darmbakterien in der Evolution	I	29
Verdauungsapparat des Warmblütler	I	29
Darmfunktion bei roher und gekochter Kost	I	29
Bakterienflora bei roher und gekochter Kost	I	31
Bakterienflora und Darmschleimhaut	I	31
Geschädigte Darmschleimhaut	I	32

Ei

Eigerichte	II	9
Aufbewahrung des Eies	II	10

	Band	Seite

Ernährung

Natürliche Ernährung	I	9
Ernährung = Nahrungsmittel + Organismus	I	10
Fasten, Darmreinigung, „Entschlackung"	I	11
Ernährung, ein Ganzheitsproblem	I	12
Natürliche Ernährung, Forschung	I	15
Programmierte Ernährungsgewohnheiten	I	15
Rohkost	I	16
Voraussetzungen für die Gesundheit	I	18
Evolution der Ernährung	I	18

Eiweiß

Bedeutung der Aminosäuren	II	29
„Essentielle" Aminosäuren	II	29
Pflanzen- und Fleischfresser	II	30
Unterschied zwischen „lebendem" und „totem" Eiweiß	II	32
Stimulierende Wirkung der Eiweißkost	II	34
Chemische Vorgänge im Schlachtfleisch	II	34
Zubereitung des Fleisches	II	35
Fäulnisvorgänge	II	36
Eiweißabbau in Leber und Magen	II	37
Eiweißabbau und Niere	II	38
Mastfett	II	38
Schweinefleisch	II	39
Masttiere	II	40
Schinkenspeck	II	40
Bindgewebe im Fleisch	II	40
Aufwertung pflanzlicher Eiweiße	II	43

Fette

hochungesättigte Fettsäuren	II	42
Unterschied von pflanzlichen und tierischen Fetten	II	49

	Band	Seite
Bedeutung von Vitamin E	II	49
Cholesterin	II	50
Bedeutung der Fettsäuren	II	51
Schädlichkeit gesättigter Fettsäuren	II	51
Zerstörbarkeit hochungesättigter Fettsäuren	II	54
Fettsucht	II	54
Fettgewebe bei Fettsüchtigen	II	55
Biochemie des Fettgewebes	II	56
Abbau des Fettgewebes	II	56
Diabetes mellitus (Zucker-Krankheit)	II	57

Gemüse

Hülsenfrüchte	II	110
Rohe und gekochte Gemüse	II	111
Gemüsearten	II	111
Lagerung der Gemüse	II	114
Zubereitung von Gemüsen und Salaten	II	114
Spinat	II	114
Tomaten	II	115

Genußmittel

Natürliche und unnatürliche Reize	II	162
Reizüberflutung und Abgespanntheit	II	163
Bedürfnis und Sucht	II	165
Nikotin	II	165
Alkohol	II	167
Wein und Weinbrand	II	169
Bier	II	169
Kaffee	II	171
Tee	II	172

Getränke

Durst	II	147

	Band	Seite
Wassermangel	II	147
Harnausscheidung	II	148
Durstgefühl	II	149
Quellwasser	II	149
Leitungswasser	II	150
Zubereitung von Kräutertee	II	150
Heilwirkung von Kräutertee	II	151
Mineralwasser	II	152
Künstliche Limonaden, Obstsäfte	II	153
Trinkregeln bei erschlafftem Magen	II	153
Kalte und Heiße Getränke	II	154
Basengetränk (Biedermann)	II	155
Basenüberschüssiger Gemüsetrank	II	156
Gemüsebrühe	II	157
Flüssigkeitsbedarf	II	158
Verdünnt Flüssigkeit des Blut?	II	159
Macht zuviel Flüssigkeit dick?	II	159

Gewürze

Bedeutung der Gewürze	II	135
Verdauungssäfte	II	135
Heilwirkung der Gewürze	II	137
Heilwirkung auf Kreislauf, Herz, Niere	II	138
Regeln beim Würzen	II	140

Gift

Allgemeine Problematik der Schadstoffeinwirkungen	I	154
Benzpyren	I	155
Blei	I	156
Radioaktivität	I	159
Chlorierte Kohlenwasserstoffe	I	159
Nahrungskette	I	160
DDT	I	161

	Band	Seite
Schadstoffe gegen Schädlinge	I	162
Herbizide	I	163
Pflanzenschutzmittel	I	163
Alternative Schädlingsbekämpfung	I	165
Düngemittel	I	165
Schadstoffe in der Tierhaltung	I	167
Antibiotika	I	167
Gefahren der Antibiotika beim Menschen	I	167
Allergie	I	168
Resistenz	I	168
Hormone	I	169
Arsen	I	169
Tranquilizer	I	169
Aflatoxine	I	170
Konservierung von Nahrungsmitteln	I	174
Kennzeichnungspflichtige Konservierungsmittel	I	175
Wirkung der Konservierung auf Bakterien	I	175
Salicylsäure	I	178
Zusatz von Farbstoffen	I	178
Bleichmittel	I	180
Emulgatoren	I	181
Antioxydantien	I	181
Zartmacher	I	182
Quellmittel	I	184
Phosphate	I	184
Verpackungsmaterial	I	187
Konserven	I	187
Weißblechdosen	I	188
Blei und Zinn	I	188
Alter der Konserven	I	189
Champignonkonserven	I	189
Glas- und Porzellan-Geschirre	I	189
Aluminiumdosen	I	190
Tubenkonserven	I	190

	Band	Seite
Verpackungsmaterial	I	190
Schutz vor Schadstoffen in der Nahrung	I	191
Stickstoffdüngung	I	192
Nitrate	I	192
Aufwärmung des Essens	I	192
Schutz durch Vitamin C	I	193
Nitrosamine und Nitrosamide	I	193
Räucher- und Pökelwaren	I	194
Käse	I	194
Verminderung von Bleirückständen	I	195
Pilze	I	195
Trinkwasser	I	195
Schwermetalle	I	195
Benzpyren und DDT	I	196
Gegrilltes Essen	I	196
Obst	I	196

Kartoffeln

	Band	Seite
Wert der Kartoffeln	II	99
Solamin	II	100
Zubereitung der Kartoffeln	II	101
Kartoffeln mit oder ohne Schale	II	102
Kartoffelbrei	II	102

Kohlehydrate

	Band	Seite
Glukose	II	62
Glykogen	II	63
Zucker-Fettstoffwechsel	II	63
Blutzuckerspiegel	II	65
Getreide	II	66
Getreidekeimkost	II	66
Zubereitung der Getreidekeime	II	66
Haferflockensuppe	II	68
Müsli aus rohem Getreide	II	68

	Band	Seite

Kost (rohe, gekochte)

Entstehung des ökologischen Organismus	I	23
Entstehung und Entwicklung des Individuums	I	24
Ablauf des natürlichen Stoffwechsels	I	25
Ablauf des gestörten Stoffwechsels	I	25
Zerstörung der natürlichen Fähigkeiten des Organismus	I	26
Körperliche Arbeit und Verdauung	I	26
Vererbung und Ernährung	I	27

Kuchen

Backpulver	II	96
Kuchen	II	96
Vorteile weißen Mehls	II	97

Milch

Bedeutung der Milch für die Ernährung	II	12
Verdauung süßer und saurer Milch	II	12
Milchverdauung	II	13
Rohmilch, Sauermilch	II	13
Molkereimilch	II	14
Chemische Veränderungen der Milch	II	18
Saure Milch, Joghurt, Kefir	II	19
Quarkzubereitung	II	20
Molke	II	20
Milch aus dem Kühlschrank	II	21
Buttermilch	II	21
Magermilch	II	21
Milchpulver	II	21
Unterschied von roher und gekochter Milch	II	23
Zubereitung von Joghurt	II	24

	Band	Seite
Zubereitung von Kefir	II	25
Zubereitung der schwedischen Langmilch	II	27

Mineralien

Bedeutung der Mineralien	I	136
Vorkommen der Mineralien	I	132
Mangel an Mineralien	I	132
Folgen der gestörten Mineralstoffverhältnisse	I	134
Pflanzenschädigungen durch Raubbau	I	140
Zufuhr künstlicher Mineralstoffe	I	140
Mineralstoffbedarf	I	141

Obst

Vor- und Nachteile des Obstgenusses	II	126
Obstsorten	II	128
Regeln für den Obstgebrauch	II	128
Äpfel	II	130
Birnen	II	130
Bananen	II	130
Pflaumen	II	130
Zwetschgen	II	130
Obstsäfte	II	132
Dörrobst	II	133

Reis

Aufbau und Eigenschaften des rohen Reiskorns	II	105
Reissorten (Tabelle)	II	106
Zubereitung des Reis	II	108

Richtlinien

Verträglichkeit der Nahrung und Alter	I	61
Körpergewicht	I	62

	Band	Seite
Gewichtskontrolle	I	63
Bewegung als Verdauungshilfe	I	64
Reformkost	I	64
Krankenkost	I	65
Seelische Verfassung und Ernährung	I	65
Tageszeit und Verdauung	I	66
Organuhr und Darmtätigkeit	I	66
Bikarbonat in Magen und Darm	I	67
Verdauung im Zwölffingerdarm	I	67
Vorgänge im Darm und ihre Bedeutung	I	67
Stärkungstrank	I	68
Mittagessen	I	69
Abendessen	I	69
Gärung	I	70
Schäden des warmen Abendessens	I	70
Vitamine und Abendmahlzeit	I	71
Leberschädigung durch Darmgärung	I	72
Wichtigste Mahlzeit: das Frühstück	I	72
Empfehlungen für die Abendmahlzeit	I	72
Selbstheilung des Verdauungsapparates	I	73
Chronische Gastritis und Abendmahlzeit	I	73
Quark-Ölspeisen	I	74
Abendessen und Bewegung	I	75
Kritik der täglichen Kleinmahlzeiten	I	76
Tierversuche	I	76
Entspannung vor der Mahlzeit	I	79
Essen, ein Genuß	I	79
Kauen und Verdauungsfunktion	I	80
Motorik des Darmes	I	82
Speisezettel	I	82

Salate

Bedeutung der Frischkostsalate	II	117
Verdauungsleukocytose	II	117

	Band	Seite
Wildpflanzen	II	118
Zubereitung von Salaten	II	118
Gewürzkräuter	II	120
Ausländische Obst- und Gemüsearten	II	122

Säure-Basen-Haushalt

Bedeutung	I	98
Azidose	I	98
Kontrolle des Säure-Basen-Gleichgewichts	I	99
Abbau der Azidose	I	101

Salz

Nutzen und Gefahr des Kochsalzes	II	142
Salzarten	II	144
Meersalz	II	144
Diät-Meersalze	II	145

Situation des Menschen

Soziale Entwicklung des Menschen	I	35
Natur/Kultur: Grenzen der Anpassungsfähigkeit	I	36
Krankheitssymptome	I	36
Elementare Lebensbedürfnisse und ihre Verletzung	I	37
Grenzen der Anpassung	I	38
Der natürliche Tod	I	38
Ernährung und Lebensumstände	I	38
labiles Gleichgewicht	I	39
Ernährung im Erschöpfungszustand	I	40
Umstellung der Ernährung	I	41
Lachen als Therapie	I	43

Stoffwechsel

Einzeller	I	91
Vielzeller	I	91
Lymphe	I	92

Band Seite

Streß

Müdigkeit	I	45
Übersäuerung des Organismus: Azidose	I	46
Ruhepausen	I	46
Schmerz als Signal	I	47
Reversible Symptome der Ermüdung	I	48
Schlafstörung	I	49
Natürliche Reize und unnatürliche Säurereize	I	49
Grenzen der Belastbarkeit	I	50
Ermüdungssymtome bei chronischer Übersäuerung	I	51
Ganzheit und Vegetativum	I	52
Stadien zunehmender Ermüdung	I	54
Durchblutungsstörungen und Leistungsfähigkeit eines Organs	I	54
Signale drohender Gefahr	I	55
Azidose und chronische Krankheiten	I	55
Ursachen chronischer Ermüdung	I	56
Ernährung und Ermüdung	I	57
Zur Ermüdung führende Nahrungsmittel	I	58

Unverträglichkeit

Natur, Gesundheit	I	201
Halbgesundheit	I	202
Natürliche Ernährung, Bewegung und Ruhe	I	202
Entstehung der Unverträglichkeit	I	203

Vitamine

Vitaminisierung	I	109
Lebendigkeit der Nahrungsmittel	I	109
Bedeutung der Vitamine im Stoffwechsel	I	110
Vitamin-Mangelkrankheiten	I	110
Eigenschaften der Vitamine	I	110
Schutz der Vitamine	I	112

	Band	Seite
Zubereitung der Gemüse	I	113
Vitamin-B-Komplex	I	121
Bestandteile des Vitamin-B-Komplexes	I	122
Pantothensäure Cholin p-Aminobenzoesäure Vitamin B 12	I	123
Hefeprodukte	I	125
Vitamin D	I	125
Bildung von Vitamin D	I	126
Vitamin E	I	127
Dosierung von Vitaminen	I	128

Wasserhaushalt

Zellfunktionen	I	94
Organfunktionen	I	95
Funktionen des Gesamtorganismus	I	95
Flüssigkeitsverlust	I	96
Flüssigkeitsbedarf	I	96

Zucker

Gefahren des Zuckers	II	72
Zuckerverbrauch	II	72
Zucker und Zahnfäulnis	II	74
Fruchtzucker	II	76
Milchzucker	II	76
Traubenzucker	II	76
Blütenpollen	II	72
Gelée Royale	II	79
Laevulose	II	79
Erlaubte süße Nahrungsmittel	II	79
Süßstoffe	II	80

Literatur-Verzeichnis Band 2

Anemueller, Dr. H.	"Gesundheit durch sinnvolle Ernährung und Diät", Paracelsus-Verlag Stuttgart (1961)
Arimond, Resi	"Unsere Nahrung", Dümmlers Fachbücherei Ferd. Dümmlers Verlag - Bonn, Hannover, Hamburg, München (1958)
Atkins, Dr. Robert C.	"Diät-Revolution", Goverts Krüger, Stahlberg Verlag GmbH, Frankfurt a.M. (1974)
Atkins, Dr. Robert C. u. Shirley Linde	"Dr. Atkins Energie-Diät", Goverts im S. Fischer Verlag GmbH, Frankfurt a.M. (1978)
Bartussek, Dr. med. Alfred	"Darm, Ernährung und Gesundheit" Drei Eichen Verlag Hermann Kissener, München 9, (1959)
Batt, Hugo	"Vegetative Ernährung als pathogenetisches Prinzip", Selbstverlag, Neufeldstraße 130 CH - 3012 Bern (1973)
Bieler, Dr. Henry	"Richtige Ernährung - Deine beste Medizin" Verlag Hermann Bauer KG Freiburg i.Br. (1965)
Botsch, Walter	"Salz des Lebens", Kosmos-Bibliothek Band 270
Bruker, Dr. M. O.	"Der Zucker als pathogenetischer Faktor" Verlag Schwabe & Co. Bad Homburg v.d.H. (1962)
Bruns, Prof. Dr. Herbert	"Wie schütze ich mein Leben und meine Umwelt?" Biologie Verlag, Wiesbaden (1975)
Buchinger, Otto	"Das Heilfasten", Hippokrates-Verlag, Stuttgart (1947)
Budwig, Dr. Johanna	"Krebs, ein Fettproblem", Hyperion-Verlag, Freiburg i.Br. (1956)
Budwig, Dr. Johanna	"Das Fettsyndrom", Druck: Heinrich Buschmann, Münster/Westf. (1959)
Budwig, Dr. Johanna	„Öl-Eiweiss-Kost", Hyperion-Verlag, Freiburg i.Br. (1965)
Budwig, Dr. Johanna	"Kosmische Kräfte gegen Krebs", Hyperion-Verlag, Freiburg i.Br. (1966)
Carson, Rachel	"Der stumme Frühling", dtv 476 (1968)
T.L. Cleave M.R.C.P. (Lond) G.D. Campbell M.B., Ch.B. (Edin.)	"Die Saccharidose", Bircher-Benner, Verlag GmbH, Bad Homburg v.d.Höhe und Zürich

Coca, Dr. med. Artur F.	"Der Puls-Test", Hyperion-Verlag, Freiburg i.Br. (1958)
Commitée-Berichte	"Wandernde Gifte", Gesellschaft Boden und Gesundheit e.v., Langenburg/Württembg. (1964)
Cremer, Hans Diedrich	"Grundfragen der Ernährungswissenschaft", Rombach-Hochschul-Paperback, Verlag Rombach, Freiburg (1971)
Davis, Adelle	"Jeder kann gesund sein, (Fit und vital durch richtige Ernährung)", Hörnemann-Verlag, Bonn-Röttgen (1974)
Engel, Fritz-Martin	"Unser Gemüse- u. Gewürzgarten", Hallway-Verlag A.G., Bern u. Stuttgart (1977)
Evers, Dr. med. Joseph	"Gestaltwandel des Krankheitsgeschehens", Karl F. Haug-Verlag, Ulm/Donau (1964)
Evers, Dr. med. Joseph	"Warum Evers-Diät?", Haug-Verlag, Ulm
Felix, Dr. A.	„Das Schlankheitskonzept", Optima-Verlag, Köln (1977)
Gabel, Werner; Glatzel, Hans; Marquardt, Peter; Pfeilsticker, Konrad	"Gift auf dem Tisch?", Nicolai'sche Verlagsbuchhandlung KG., Herford (1973)
Gerhard, Dr. Hermann	"Medizin aus der Küche", Paracelsus-Verlag, Stuttgart (1964)
Gerhard, Dr. Hermann	"Kaffee, Tee, Alkohol, Tabak," Paracelsus-Verlag, Stuttgart (1965)
Gerhard, Dr. Hermann	"Fasten als Medizin", Paracelsus-Verlag, Stuttgart (1976)
Glatzel, Prof. Dr. Hans	"Die Ernährung in der technischen Welt", Hippokrates-Verlag, Stuttgart (1970)
Glatzel, Prof. Dr. Hans	"Verhaltensphysiologie der Ernährung", Urban & Schwarzenberg, München, Berlin, Wien (1973)
Glatzel, Prof. Dr. Hans	„Ernährung, Ernährungskrankheiten, Appetitlosigkeit", Urban & Schwarzenberg, München, Berlin, Wien (1976)
Goerss, Hartwig	"Unser täglich Gift", Verlag Hinder & Deelmann, Bellnhausen üb. Gladenbach/Hessen (1970)
Hafer, Herta	"Nahrungsphosphat als Ursache für Verhaltensstörungen und Jugendkriminalität", Kriminalistik-Verlag, Heidelberg (1979)

Heiss, Erich	"Wildgemüse und Wildfrüchte" bei J. Herp-Verlag GmbH, Amalienstraße 67, 8000 München 40
Howard, Sir Albert	"Mein landwirtschaftliches Testament", Siebeneichen-Verlag, Berlin-Charlottenburg 4, Frankfurt a.M. (1948)
Howard, Louise E.	"Die biologische Kettenreaktion", Hanns-Georg-Müller-Verlag GmbH, Krailling b. München (1956)
Koch, Egmont R. Wahrenholt, Fritz	"Seveso ist überall", Kiepenheuer & Witsch, Köln (1978)
Kollath, Dr. med. Werner	"Zur Einheit der Heilkunde", Hippokrates-Verlag, Marquard & Cie., Stuttgart-S. (1942)
Kollath, Dr. med. Werner	"Zivilisationsbedingte Krankheiten und Todesursachen", Karl F.-Haug-Verlag, Ulm/Donau (1962)
Kollath, Dr. med. Werner	"Die Ernährung als Naturwissenschaft", Karl F.-Haug-Verlag, Heidelberg (1967)
Kollath, Dr. med. Werner	"Regulatoren des Lebens - vom Wesen der Redox-Systeme", Karl F.-Haug-Verlag, Heidelberg (1968
Kulvinkas, Viktoras	"Leben und überleben (Kursbuch ins 21. Jahrhundert)," Hirthammer-Verlag (1980)
Lösch, Fr. Senta	"Jung, gesund, schlank", Das Geheimnis der kochsalz- und säurefreien Diät, Schwabenverlag AG., Aalen/Wttbg.
Lutz, Dr. med. Wolfgang	"Leben ohne Brot", Selecta-Verlag Dr. Ildar Idris, Planegg vor München (1971)
Mackarness, Dr. Richard	"Allergie gegen Nahrungsmittel und Chemikalien", Paracelsus-Verlag GmbH, Stuttgart (1980)
Mayr, F.X.	"Die verhängnisvollste Frage", Verlag Neues Leben, Bad Goisern (1951)
Mayr, F.X.	"Die Darmträgheit", 3. Aufl., Verlag Neues Leben, Bad Goisern (1953)
Mayr, F.X.	"Schönheit und Verdauung", Verlag Neues Leben, Bad Goisern (1954)
Mayr, F.X.	"Fundamente zur Diagnostik der Verdauungskrankheiten" (1921), Neuauflage Turm-Verlag, Verlagsgemeinschaft F. Zluhan, Bietigheim (1974)
Moore-Lappé, Frances	"Die Öko-Diät", fischer alternativ 4013 (1978)

Ostertag, Walter	"Lebende Makromoleküle als Lebens-Elixier" Humata-Verlag (Schweiz), Auslieferung in Deutschland: Schwabe, 6380 Bad Homburg, Postfach 1247
Ostertag, Walter	"Die lebenden Makromoleküle und das Übersinnliche" J. Herp-Verlag GmbH, Amalienstraße 67, 8000 München 40
Pauling, Linus	"Vitamin C und der Schnupfen", Verlag Chemie GmbH, Weinheim/Bergstraße (1972)
Rauch, Dr. med. Erich	"Blut- und Säftereinigung", Karl F.-Haug-Verlag GmbH & Co., Heidelberg (1965)
Rauch, Dr. med. Erich	"Heilung der Erkältungs- und Infektionskrankheiten durch natürliche Behandlung", Karl F. Haug-Verlag GmbH & Co., Heidelberg (1976)
Rauch, Dr. med. Erich	"Diagnostik nach F.X. Mayr", Karl F. Haug-Verlag GmbH & Co., Heidelberg (1977)
Rauch, Dr. med. Erich	"Die Darmreinigung nach Dr. med. F.X. Mayr", Karl F.-Haug-Verlag GmbH & Co., Heidelberg (1979)
Rein-Schneider	"Physiologie des Menschen", Springer-Verlag
Ricker, Gustav	"Allgemeine Pathophysiologie" von A.D. Speransky, 2. Aufl., Hippokrates-Verlag, Stuttgart (1948)
Roucka, Erich	"Hilfe für Hunderttausende", Selbstverlag (1970), Druck: Uebler & Co., 8500 Nürnberg
Sander, Friedrich F.	"Der Säure-Basenhaushalt des menschlichen Organismus", Hippokrates-Verlag Marquardt & Cie., Stuttgart (1953)
Schmidt, Dr. med. Sigmund	„Die Welt ist voller Gift! (Wie schütze ich mich?)" Erwin-Hagen-Verlag, 8228 Freilassing (1972)
Schmiedecker, Dr. med. Karl	"Kennzeichen der Gesundheit I/II", Verlag Neues Leben, Bad Goisern
Schnitzer, Dr. med. dent. Johann, Georg	"Wie wirtschaftet die moderne Hausfrau?" Schrift A 40 aus der Reihe der Merkblätter der Aktion Mönchweiler, 12. Auflage
Schnitzer, Dr. med. dent. Johann, Georg	"Gesunde Zähne von der Kindheit bis ins Alter", Bircher-Benner-Verlag, Zürich, Bad Homburg v.d.H. (1965)

Scholz, Heinz	"Vitamine bauen auf", Humboldt Taschenbuchverlag Jacobi KG., München (1971)
Scholz, Heinz	"Mineralstoffe und Spurenelemente", Paracelsus-Verlag, Stuttgart (1980)
Schormüller, Prof. Dr. Ing. Josef	"Lehrbuch der Lebensmittelchemie", Springer-Verlag, Berlin, Göttingen, Heidelberg (1961)
Schwab, Günther	"Der Tanz mit dem Teufel", Adolf-Sponholtz-Verlag KG., Hannover (1958)
Sobotik, Sophie	"Lebensquellen in der Nahrung", Urban & Schwarzenberg (1947)
Sobotik, Sophie	"Bircher-Benner/F.X. Mayr", Verlag Neues Leben, Bad Goisern, (1955)
Stahl, Frédéric	"Die Erde hat Eiweiss für alle", Schnitzer KG Verlag, D 7742 St. Georgen/Schwarzwald 1977
Taller, Dr. med. Hermann	"Fett macht schlank", Albert-Müller-Verlag (1963)
Vanselow-Feist Vanselow-Leisen, Katharina und Feist, L.	"Die Leisen-Kur", Turm-Verlag, 7172 Bietigheim/Württemberg (1970)
Villwock, Charlotte Hubbe, Dr. med. Jürgen Wagner, Annelie	"Ernährungslehre und Nahrungsmittellehre", Handwerk und Technik, Dr. Felix Büchner, 2000 Hamburg 76 (1977)
Walb, Dr. med. Ludwig und Frau Ilse	"Die Hay'sche Trennkost", Karl F.-Haug-Verlag, Ulm/Donau (1960)
Waldegg, Michael	"Gesund durch Gewürze", Pinguin-Verlag, Innsbruck/Tirol, Umschau-Verlag, Frankfurt a.M. (1968)
Waerland, Are	"Das Waerlandsystem in einer Nußschale" Humata Verlag Harald S. Blume, Bern
Weiss, Dr. med. R. Fritz	"Die Pflanzenheilkunde in der ärztlichen Praxis", Hippokrates-Verlag, Marquardt & Cie., Stuttgart-S. (1944)
Weiss, Dr. med. R. Fritz	"Moderne Pflanzenheilkunde", Kneipp-Verlag GmbH, 8939 Bad Wörishofen (1976)
Zabel, Prof. Dr. med. Werner	"Die interne Krebstherapie und die Ernährung der Krebskranken", Bircher-Benner Verlag GmbH und Erlenbach-Zürich

Inhalt Band II

Das Ei	7
Milch	12
Eiweiss	29
Fette	48
Kohlenhydrate	61
Zucker	72
Brot und Breie	83
Kartoffeln	99
Reis	105
Gemüse und Frischkostsalate	110
Obst	126
Gewürze	135
Kochsalz	142
Getränke	147
Genussmittel	162
Nachwort und Danksagung	175
Inhalt Band I	178
Register - Stichwortverzeichnis	179
Literatur-Verzeichnis	192

Stimmen zu vorliegendem Werk

Hier ist endlich einmal ein gangbarer Weg durch das Labyrinth der sich allzu sehr widersprechenden zahlreichen Ernährungslehren gezeigt. Der Zusammenhang zwischen Gesundheit, Ernährung und Krankheit wird beim Lesen selbst der medizinisch nicht vorgebildeten Hausfrau erfahrbar. Dazu erhält sie immer wieder praktische Hinweise für die bei der Küchenarbeit und beim Einkauf zu ziehenden Schlussfolgerungen.

Die Ärztin Renate Collier hat, wie alle ihre Kollegen, bei der täglichen Patientenarbeit erfahren, wie gering das Verständnis für die Zusammenhänge von Gesundheit und Ernährung ist, wie wenig die Patienten durch ihnen gemässere Kost dazu beitragen können, dass die ärztlichen Bemühungen um sie von Erfolg gekrönt bleiben. Im Gegensatz zu vielen ihrer Kollegen hat sie das Unvermögen ihrer Patienten nicht derem schwachen Willen und ihren eingefleischten Gewohnheiten zugeschrieben, oder gar einer vermeintlichen Unbeeinflussbarkeit von Krankheiten durch die Art der Nahrung und der Nahrungszubereitung. Sie hat vor allem die mangelnden Kenntnisse als Ursache und die starke Verunsicherung durch diese oder jene „Doktrin" angesehen. Deshalb begann sie eines Tages - vor über einem Jahrzehnt - ihren Patienten die Grundlagen einer die Gesundheit stützende Ernährung aufzuschreiben. Die dankbaren Patienten haben im Lauf der Jahre viel selbst dazu beigetragen, dass das nun erschienene Druckwerk entstand. Darum wohl ist es so unmittelbar ansprechend und verwertbar. T.B.

Das Buch gibt einen umfassenden, informativen und ausgewogenen Überblick über die verschiedensten Aspekte einer gesunden Ernährung als Voraussetzung eines gesunden Lebens. Dabei stecken wir in einem Dilemma: Wir wissen zwar, welche Nahrung von ihren Inhaltsstoffen her gesehen die gesündeste ist, aber diese meist frische, naturbelassene, unverfälschte Nahrung ist für die meisten Menschen nicht verträglich, so daß wir Mittel und Wege finden müssen, um die Nahrung so zuzubereiten, daß sie bekömmlich wird, ohne zu viel an Wert zu verlieren. Diesen schmalen Weg zwischen Unverfälschtheit und Verträglichkeit weist uns Frau Dr. Collier. Dabei vermeidet sie es, in irgendwelche Extreme zu verfallen, wie es leider so manche Ernährungsrichtung heute tut. Auf dem Boden moderner Ernährungsforschung ist die Leitschnur dieses Buches nicht irgendeine Ideologie oder ein extremes Prinzip, sondern die praktische ärztliche Erfahrung aus der Arbeit mit dem gesunden und dem kranken Menschen.

Prof. Dr. Joachim Hornung,
Institut für Med. Statistik der Freien Universität
Berlin, Hindenburgdamm 30, 1000 Berlin 45